인체의 한계

ВЫЖИТЬ В ЛЮБЫХ УСЛОВИЯХ!
РЕЗЕРВЫ и РЕКОРДЫ НАШЕГО ОРГАНИЗМА
И. С. Бреслав, Л. А. Брянцева

VYZHIT V LJUBYH USLOVIJAH!
REZERVY I REKORDY NASHEGO ORGANIZMA
By I. S. Breslav, L. A. Bryantseva
Copyright©Publishing House Eksmo, 2006

인체의

익스트림 라이프를 위한

우리 몸의 능력은 어디까지인가

한계

이삭 브레슬라프, 류드밀라 브랸체바 | 지음

김재영 강남연세흉부외과 원장 | 감수·추천

임 나탈리아 | 옮김

싸이언스트

추천의 글

인간은 누구나 태어나서 생명이 다할 때까지 신체적, 심리적, 사회적으로 적극성을 띠고 될 수 있는 한 쾌적한 건강상태를 유지하며 행복하게 살고 싶은 희망을 갖는다. 이런 희망은 인류 역사의 시작과 더불어 의학이라는 학문을 통해 인체에 관한 연구와 질병의 예방 및 치료에 관한 연구로 꾸준히 이어져 왔다. 하지만 이런 학문적인 관점만이 아닌 다른 여러 관점에서 인체는 아직도 우리에게 많은 호기심과 궁금증을 갖게 한다.

25년 넘게 의학을 공부하고 많은 질병을 연구하고 치료해온 나 자신도 때로는 실생활에서 우리 몸에 나타나는 증상이나 환경에 따라 반응하는 현상에 대해 '왜'라는 궁금증과 '어떻게'라는 해결책에 대해 생각하는 경우가 종종 있다. 이 책은 그동안 막연하게 생각하고 있던 우리 인체에 대한 폭넓은 이해를 하는 데 도움을 주고, 질병을 연구하고 치료하는 것보다 건강하게 우리 몸을 지켜나가는 것이 무엇보다도 중요하다는 평범한 진리를 다시금 깨닫게 해준다.

이 책은 우리 몸을 이해하는 데 필요한 다방면의 궁금증을 쉽고

재미있게 설명하고 있다. 평소에 생활하면서 궁금했던 것들과, 알고 있으면 많은 도움이 될 알짜배기 지식을 너무 전문적이지 않으면서도 필요한 내용을 흥미를 갖고 읽어 나갈 수 있도록 잘 정리하여 마치 수수께끼를 풀어가듯 읽는 동안 시간 가는 줄 모르게 한다. 운동을 즐겁고 효과적으로 하는 방법을 알려주며, 잘못된 다이어트 상식에 대한 올바른 이해도 알려준다. 특히 요즘같이 평균수명이 길어지고 있는 시점에서 단순히 질병 없이 오래 사는 삶을 넘어 보다 한 차원 높은 삶을 살고 싶어하는 우리에게 실생활에서의 올바른 생활습관을 알려주고 인생을 사는 방법을 조언해 주며, 우리가 바라는 행복한 삶을 영위할 수 있도록 안내자의 역할을 충분히 할 것으로 생각된다.

『인체의 한계』가 독자 여러분의 건강에 대한 지식을 높이고, 보다 멋진 인생을 만들어 가는 데 도움이 되기를 바란다.

의학박사, 강남연세흉부외과 원장 김재영

《오래 살아야만 합니다》

1978년에 노벨상을 수상한 러시아 물리학자 표트르 카피차가
수상 소감에서 마지막으로 한 말

우리가 지금 이야기하려는 것은 아주 오래 전, 인류가 우주 비행을 막 시작했을 때인 1969년에 있었던 일이다.

러시아 우주비행사 보리스 볼리노프는 고장 난 우주선을 타고 엄청나게 빠른 속도로 운석처럼 우주로부터 지구로 떨어지고 있었다. 내열성 금속으로 이루어진 착륙장치는 시뻘겋게 달구어져 녹아 내렸다. 우주선 안의 온도는 참을 수 없을 만큼 올라갔다. 우주비행사는 숨을 쉴 수가 없었다. 엄청난 기압과 산소 부족으로 그는 잠깐씩 의식을 잃었다. 순전히 운이 좋아서, 그리고 살겠다는 강한 의지 하나만으로 보리스는 큰 상처 없이 무사히 지구에 도착할 수 있었다. 하지만 전혀 생각지도 못한 위험이 우주선 밖에서 그를 기다리고 있었다. 그것은 스텝지대의 눈보라와 영하 38도의 혹독한 추위였다. 얇

은 낙하산 천으로 온 몸을 몇 번이고 감싼 보리스는 몇 시간 동안 구조대가 오기를 기다렸다. 그리고 마침내 무사히 구조되었다.

어떻게 인간이 그런 상황을 견뎌 낼 수 있을까? 그리고 죽음이 다가오는 위험한 순간에 상황을 분석하여 자신처럼 다른 사람이 죽지 않게 하기 위해서 메모를 남길 생각을 어떻게 할 수 있었을까? 훈련으로 단련된 몸조차 더 이상 쓸모가 없어진 상황에서 보리스는 살아남을 수 있었다. 이 용감하고 의지력 강한 인간의 예는 다른 한편으로는 희망이 없는 상황 속에서도 우리의 뇌가 활동 능력을 보존하기 위해 투쟁하며 그 상황 속에서도 냉철하게 판단할 수 있는 능력을 지니고 있다는 것을 보여주었다.

우리는 이러한 영웅적인 행동에 대해 알게 되면 바로 '어떻게 인간이 그런 일을 해낼 수 있었을까?' 하고 물어본다. 유리 가가린은 어떻게 맨 처음 우주로 날아갈 수 있었을까? 닐 암스트롱은 어떻게 맨 처음 달에 발을 디딜 수 있었을까? 표도르 코뉴호프는 사납게 날뛰는 바다를 노 젓는 작은 배를 타고 어떻게 혼자서 대서양을 건널 수 있었을까? 이 외에도 수많은 운동 선수들이 경기를 통해서 인간 신체의 가능성과 인간 의지의 능력을 보여주고 있다. 다른 측면에서 인간은 학문적으로 어려운 문제를 풀기 위해 평생을 바쳐 연구하기도 한다. 즉 끊임없이 인간 뇌의 능력을 보여주고 있다. 물리학자 알버트 아인슈타인이나 생리학자 이반 파블로프가 그렇다.

이 모든 결과는 우리 오거니즘(organism)의 리저브(reserve)를 효과적으로 사용한 결과이다.

우리는 우리 자신의 육체적·정신적 가능성을 알고 있으며 그 가능성을 올바르고 완전하게 사용하고 있는가?

실제로 기계적이고 반복적인 생활을 하고 있는 현대인들이 자신의 근육의 힘과 지구력을 제대로 사용하는 경우는 매우 드물다. 두뇌에 대해서는 말할 필요도 없다. 우리가 두뇌의 잠재적 가능성의 2~3퍼센트만을 사용하고 있다는 것은 이미 잘 알려진 사실이다.

때때로 사람들은 '인간의 능력에 한계는 없다'라고 이야기한다. 안타깝게도 전혀 그렇지 않다. 우리 몸의 리저브에는 그 한계가 있다. 필요한 준비를 하지 않고 그 한계를 벗어나면 건강에 치명적일 뿐만 아니라 삶의 위협이 되기도 한다. 예를 들어 현대 사회의 각종 익스트림 스포츠Extreme sports에 열광하다가 희생된 많은 사람들이 그 좋은 예가 될 것이다.

오거니즘의 리저브를 사용하면 인간은 많은 것을 할 수 있다. 육체적 가능성만큼 정신적 가능성도 매우 중요하다. 오거니즘의 리저브를 제대로 사용한 사람은 스포츠에서 신기록을 수립하는 사람이 될 수도 있고, 수십 개의 언어를 구사할 수도 있으며 과학과 기술에 있어서 놀라운 세계를 열 수도 있다. 하지만 그러려면 무엇보다 자신의 가능성, 능력 그리고 자신의 오거니즘을 잘 알고 있어야 한다. 인간은 자신이 가지고 태어난 리저브를 잘 보존하고 양을 늘려야 한다. 이렇게 보존되고 늘어난 양의 리저브는 살아가는 동안 건강과 삶의 질을 보장해 준다.

이 책에서 우리는 인간의 오거니즘은 어떠한 종류의 리저브를 가지고 있는지에 대해 그리고 그것이 일상의 경우와 일상이 아닌 특별한 경우(예를 들어 육체적인 하중(荷重), 산소, 음식 그리고 물의 부족 상태, 추울 때와 더울 때)에 어떻게 작용하는지에 대해 알기 쉽게 쓰려고 노력했다. 그리고 우리는 아주 추운 북극에도 가볼 것이며 불타는 사막에도 가볼 것이다. 높은 산 아니 우주까지 올라가보자. 그리고 바다 깊은 곳에도 내려가 보자.

여러 가지 형태의 육체적인 하중(각종 스포츠 기록을 포함해서)이 인간의 건강에 어떤 영향을 미치는지 알아보고 그때 인간에게 어떠한 위험이 있는지 그리고 우리의 오거니즘을 위해서는 어떠한 것이 이롭고 어떠한 것이 해로운지 알아보자.

우리는 계속해서 올바른 식사법, 운동과 체력단련, 정신 건강을 위한 훈련 등 한마디로 정신적인 건강과 신체적인 건강 그리고 무병장수에 관련된 모든 것에 대해 이야기할 것이다.

다른 모든 학문과 마찬가지로 인간에 대한 연구도 멈추지 않고 계속 움직여 나아가고 있다. 그러므로 이 책에는 새로운 입장과 주장도 있다. 우리는 가장 완벽한 과학적 연구서를 만들려고 노력하였다. 그리고 그것과 아울러 이 책을 읽는 독자가 어떤 직업을 가지고 있든, 학교 교육을 얼마나 받았든 상관 없이 쉽게 읽을 수 있도록 내용을 썼다. 그리고 우리가 무엇보다도 중요하게 생각하는 것은 이 책이 재미가 있으며 독자 여러분들에게 실제로 도움이 되기를 바라는 마음이다.

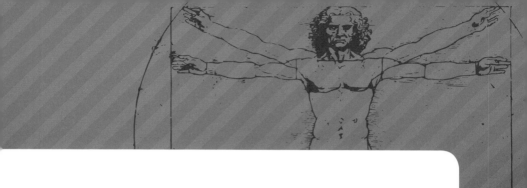

Chapter 02　산소와 오거니즘

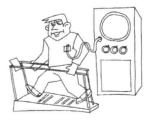

Chapter 03 더위도 추위도 두려워할 필요 없다

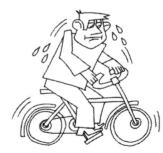

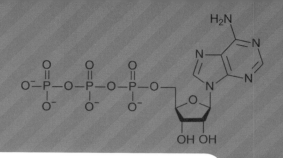

Chapter 04 굶주림과 비만 사이

Chapter 05 알 수 없는 세계 – 뇌

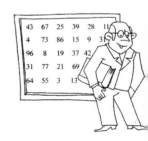

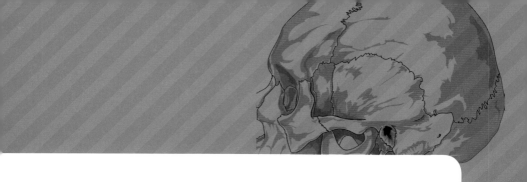

Chapter 06 우리의 인생은 짧은가 아니면 긴가?

일러두기

- 이 책에서 '오거니즘'이라는 말은 인간의 몸을 구성하는 모든 요소들(세포에서부터 여러 기관organ에 이르기까지)이 유기적으로 조직된 집합체organism를 뜻한다.

- 이 책에서 '리저브'라는 말은 오거니즘이 지니고 있는 또는 오거니즘에 비축되어 있는 다양한 수준의 생리학적 가능성을 뜻한다. 경우에 따라서 그것은 에너지 공급원이나 비축된 에너지가 될 수도 있고 각 기관이 필요로 하는 영양 성분이나 헤모글로빈 속에 든 산소가 될 수도 있다.

육체적
활동과 건강

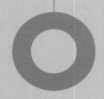

산다는 것은 지속적으로 활동한다는 것을 의미한다. 예를 들어 몸의 형태를
유지하는 근육과 얼굴 표정을 만드는 근육은 잠을 잘 때도 계속 긴장하고
있다. 심장근육과 허파근육은 말할 필요도 없다.
인간의 근육은 잠시도 쉬지 않고 움직여야 한다. 우리 몸의 모든 시스템은
육체적 활동과 정신적 활동을 지속적으로 할 수 있도록 이루어져 있다.
움직인다는 것이 얼마나 중요한지 잘 이해하기 위해 먼저 근육이 활동하지
않을 경우 건강한 사람에게 어떤 일이 일어나는지 살펴보도록 하자.

근육이 할 일이 없어지면
어떻게 될까?

19세기의 러시아 소설가 곤차로프는 《오블로모프》라는 소설을 썼다. 이 소설의 주인공인 오블로모프는 거의 평생을 자신의 침대 위에서 지낸다. 그런 그가 어느 날 의사를 찾아가 다음과 같이 말한다.

"몸이 너무 안 좋아요, 의사 선생님. 위는 음식을 소화시키지 못하고, 누군가가 명치 아래를 누르는 것 같고…… 숨쉬기가 힘들어요."

우리는 이것을 운동 기능 감소증hypokinesia 또는 활력 감퇴증hypodynamia 이라고 부르는데 한마디로 말해서 게으른 사람들에게 나타나는 전형적인 현상이다.

활력 감퇴증의 첫 번째 증후는 우리 모두가 잘 아는 것이다. 예를 들어 며칠 동안 이런 저런 이유로 침대에 오랫동안 누워있다가 일어나면 몸에 힘이 하나도 없고, 머리가 어지럽고 손과 발이 떨려서 제대로 움직이지도 못하는 것을 느낄 수 있다. 이것은 우리의 몸이 활동 부족이라는 고통을 겪고 있기 때문이다.

무중력 상태의 우주선 안에서 〈유영〉을 하는 우주 비행사의 주요 근육(즉 운동을 하는데 필요한 근육)은 아무 일도 하지 않는다. 그리고 심장 근육과 호흡 근육은 그 힘을 반만 사용한다. 즉 우주비행사의 에너지 사용량이 감소하는 것이다.

무중력 상태가 인간에게 미치는 영향에 대해 알기 위해서는 우리 몸의 온도와 같은 온도의 물을 커다란 물통에 받아 그 안으로 들어가야 한다. 그렇게 하면 무중력 상태와 가장 가까운 상태가 주어지기 때문이다.

어떻게 하면 인간이 무중력 상태를 견뎌낼 수 있을까? 이 질문은 첫 번째 우주비행사가 비행을 하기 전까지 여러 학자들과 기술자들을 괴롭혔다. 혹시 여러분은 그네를 아주 세게 흔들면서 탈 때 또는 롤러코스터 같은 놀이시설을 타고 정상으로 올라갔다가 갑자기 아래로 미끄러지듯 떨어질 때 그 가슴 뛰고 기절할 것 같았던 순간을 기억하는가? 그렇다면 이제 그 순간이 몇 초가 아니라 몇 시간, 몇 일 아니 몇 달 동안 계속된다고 상상해 보라!

유리 가가린의 첫 우주 비행은 인간이 무중력 상태에서도 살아갈 수 있다는 것을 보여주었다. 하지만 며칠 동안 우주에 있다가 지구로 돌아온 우주 비행사들은 걸어 다니지 못하는 것은 물론 자리에 앉아 있지도 못했다.

상황을 복잡하게 만드는 것은 우주비행사들이 지구로 귀환할 때, 출발할 때와 같은 압력을 받는다는 것이다. 지구 대기권으로 진입할 때의 매우 빠른 속도 때문에 우주비행사의 몸은 마치 납을 온몸에

붓는 것 같은 엄청난 무게를 느끼게 된다(중력을 15배까지 높일 수 있는 원심기에서 훈련을 받는 훈련생들이 정신을 잃는 경우가 종종 발생한다. 물론 요즘은 중력을 8배까지만 높이도록 한정하고 있지만 이것 역시 인간이 견디기에는 힘든 일이다.).

〈우주적인 운동 기능 감소증〉의 영향을 극복할 수 있는 방법에 대한 연구가 오랫동안 진행되었다. 우주선 안에서 활동할 때 인력을 느낄 수 있게 해주는 특별한 복장이 고안되었고 자전거 에르고미터 Bicycle Ergometer를 포함한 각종 훈련이 진행되었다. 그 결과 우주비행사들은 몇 달 동안의 비행도 견뎌낼 수 있게 되었다. 사실 3년간의 〈목성 여행〉도 준비하고 있지 않은가!

다시 우리의 지구로 돌아오자.

활력 감퇴증의 원인이 우주적인 문제에 국한된 것이 아니기 때문이다. 선진국에서는 많은 사람이 운동 부족으로 인한 여러 가지 문제를 겪고 있다. 그 원인은 앉아서 일을 하고 개인 차든 회사 차든 항상 차를 타고 다니기 때문이다.

동물을 대상으로 실시한 한 의학 실험에 따르면 운동기능 감소증(활력 감퇴증)은 건강에 치명적인 문제를 일으킬 수 있다고 한다. (그림 1.1.)

• 육체적인 움직임이 적어지면 가장 큰 피해를 입는 것은 근육이다.

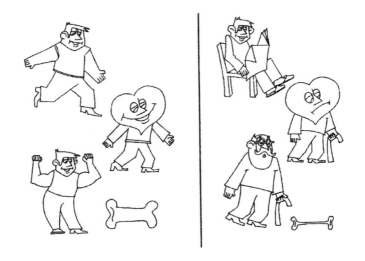

그림 1.1. **운동 부족은 오거니즘의 리저브의 양을 감소시킨다**

많이 움직이지 않는 생활 형태는 심장, 근육 등 우리 몸의 리저브의 양을 감소시키고 뼈를 약하게 만든다. 그리고 인간의 육체적, 정신적 능력을 약화시킨다.

근육이 아주 약해지는 것이다.

- 근육이 지방으로 덮이게 되어 몸무게가 늘어난다. 그렇게 되면 갖가지 병이 생기게 된다.

- 호흡기관과 혈액기관의 리저브가 적어진다(심장의 크기가 $\frac{1}{3}$로 줄어들 수 있다).

- 오거니즘은 우리 몸을 구성하는 주요 성분인 단백질을 잃게 된다.

- 골다공증osteoporosis이 생긴다. 뼈에서 칼슘이 씻겨 나가 뼈가 약해
  지는 것이다.

한가한 시간의 대부분을 텔레비전 앞 소파 위에서 보내고 있는 독
자라면 한 번쯤 생각해 봐야 하지 않을까?

근육은 어디서 어떻게
에너지를 얻을까?

위와 같은 이유로 우리는 살아있는 동안 계속해서 열심히 움직여
야 한다. 그렇다면 움직이는 데 필요한 에너지는 어디서 얻는 것일까?

물론 하늘에서 뚝 떨어지는 것도 아니고 드라큘라처럼 다른 사람
의 에너지를 빼앗는 것도 아니다.

초등학생도 아는 사실이지만, 운동에 필요한 모든 에너지는 음식
에서부터 시작된다. 에너지는 우리 몸 안의 세포, 정확하게 말해서
눈에 보이지도 않는 작은 조직체인 미토콘드리아mitochondrion에 의해
만들어진다.

에너지가 만들어지는 과정은 단순하지 않다. 발생 과정에서 각종

생화학적 반응을 일으키기 때문이다(이런 반응은 특별한 효소의 촉매 작용에 의해 이루어진다).

예를 들어 근육 수축에 필요한 에너지원은 에너지 함유 물질인 아데노신삼인산adenosine triphosphate(ATP)이다. 미토콘드리아는 외막과 내막의 이중막으로 싸여 있는데 외막은 매끈하고 연속적으로 이루어져 있지만 내막은 반복적으로 함입되는 구조를 가지고 있다. 이 함입된 부위를 크리스테cristae라고 부르는데 바로 이 크리스테에서 산화적 인산화 반응을 통해 생명체의 에너지인 ATP가 합성된다.

근육 속의 ATP는 그 양이 매우 적어서 근육이 3∼4회 정도 가볍게 수축하면 사라지고 만다. 따라서 ATP의 복원은 신속하게 이루어져야 한다. ATP의 복원이 제대로 이루어지지 않으면 근육을 움직일 수 없게 된다.

ATP의 복원과 재합성을 위해서는 에너지가 필요하고 당과 탄수화물의 혐기성(嫌氣性) 분해가 그 에너지를 공급한다. 탄수화물은 "글리코겐glycogen"의 형태로 간에 비축되고 아주 적은 양이 근육 자체에 비축된다. 당이 떨어지면 유기산organic acid(주로 젖산lactic acid)이 만들어지고 그 다음에 젖산과 다른 산(酸)들이 산화작용을 한다. 바로 이것이 우리에게 에너지를 주는 과정이다. 하지만 이제 이러한 과정에 산소가 참여하게 된다. 이를 호기성 분해라고 한다. 산소는 혈액에 의해 근육에 공급된다.

산소를 미리
빌려 쓸 수 있을까?

근육 내부의 산소량은 매우 적지만 산소가 없으면 근육은 순식간에 오그라든다. 왜냐하면 근육은 아주 짧은 시간 동안 강한 힘으로 작용하기 때문이다. 이것을 무기호흡, 또는 무산소 호흡 부하anaerobic load 라고 한다. 예를 들어 무거운 것을 든다든가, 단거리를 달린다든가, 격투기를 한다든가, 하키를 한다든가 하는 것들이 그런 경우들이다. 예를 들어 100미터 달리기 선수는 100미터를 달리는 동안 딱 한 번 숨을 쉰다. 정확하게 말해서 숨을 쉬지 않는 것이다. 그의 근육은 마치 미리 임대를 해서 일을 하는 것과 같다. 에너지 공급원의 회복을 위한 산소는 달리기를 다 한 후 선수가 숨을 헐떡거리면서 쉴 때에야 근육으로 공급이 된다.

시간이 흐르면서 이루어지는 육체적 운동에 대한 에너지 공급은 전혀 다른 방법으로 이루어진다. 이것을 유산소 호흡 부하aerobic loading 라고 한다(흔히 이야기하는 에어로빅은 여기서부터 시작된 것이다). 걷기와 중장거리 달리기, 자전거 타기, 스키, 수영, 노 젓기 그리고 춤추기까지도 여기에 포함된다. 이런 운동들을 하기 위해서는 근육에 대한 산소 공급이 지속적으로 이루어져야 한다. 인간의 오거니즘

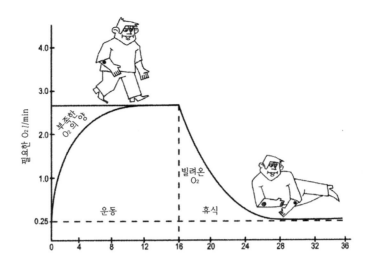

그림 1.2. **운동을 하는 동안 근육은 산소를 빌려서 사용한다**

운동을 시작할 때 근육으로 공급되는 산소의 양은 필요한 산소량에 훨씬 못 미치게 되고 산소 부족 현상을 일으키게 되므로 회복기에 쉬고 있을 때의 산소를 빌려 쓰게 되는 것이다(운동을 할 때 필요한 O_2의 양은 그림에서 휘어진 실선 아래의 모든 영역으로 표시된다). 수평으로 그려진 점선 아래는 정상적일 때 필요한 O_2의 양을 나타낸다.

에는 산소 예비량이 거의 없다는 것을 알아야 한다. 혈관에 산소가 완전하게 채워졌을 때 그 양은 1리터 정도이다. 하지만 운동을 할 때 필요한 산소량은 1분에 1리터이다.

그리고 실제로 사람이 일을 시작할 때(사실 사람이 일을 준비하고 있을 때 이미 시작된다) 인간의 호흡기관과 심장은 빠르게 작동하기 시작한다. 운동 선수의 경우 이러한 현상을 출발 전에 충분히 관찰할 수 있다. 운동을 하고 있을 때 1분에 호흡하는 양이(즉 1분 동안 폐로 지나가는 공기의 양) 10배까지 많아지며 심장에서 공급되는 혈액의 양은 평상시보다 5~6배 정도 빠르게 늘어난다. 심장의 수축 속도는 이 경우 세 배 정도 빨라진다. 그리고 분당 맥박 수는 60~70에서 180까지 올라간다.

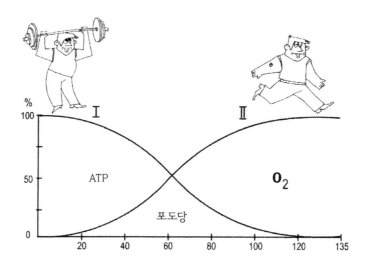

그림 1.3. **근육 운동을 위한 에너지원**

짧은 시간 동안 근육에 하중을 주는 운동은 무산소 호흡(I), 즉 산소가 필요 없는 에너지원을 사용한다. 그중에서도 ATP가 가장 중요한 에너지원이다. 하지만 ATP는 매우 짧은 시간 동안 그 축적분이 사라진다. 운동이 길어지면서 유산소 호흡(II)으로 바뀌게 되어 근육에 산소를 공급해주어야만 한다. 이때 가장 중요한 연료는 포도당이다. 포도당은 산소의 도움 없이 분해하여 사용하기도 한다(무기 포도당). 하지만 CO_2와 물로 완전히 분해되기 위해서는 두 번째 단계인 유산소 호흡 단계로 들어가야 한다.

빠라진 호흡과 혈액순환은 운동이 끝난 후에도 어느 정도 지속된다. 힘든 일을 한 후에 이러한 회복기는 몇 시간까지 지속되기도 한다. 왜냐하면 격렬하게 일을 하는 동안 혈액이 근육에 필요한 산소를 완전하게 공급하지 못하면 산소가 부족해지기 때문이다. (그림 1.2.)

이렇게 무기호흡과 유기호흡의 에너지원은 서로 연결되어 있다. (그림 1.3.) 일을 하는 처음 시기와 짧고 강력한 작업을 할 경우 인간에게는 무기 호흡이 필요하다. 하지만 장기간의 작업이 이루어질 경우에는 유기 호흡(산소가 포함된)이 필요하다.

북극 탐험대원 한 사람에게 다음과 같은 일이 벌어졌다. 전혀 뜻밖에 백곰과 마주친 그 사람은 순식간에 서 있는 비행기의 지붕 위로 뛰어 올라갔다(!). 그 사람은 평범한 상황이었다면 그것은 도저히 불가능한 일이었을 것이라고 이야기한다. 물론 여기서 이야기하는 것은 죽음의 위험이라는 스트레스로부터 나온 초(super)무기호흡 운동이다.

강도 높은 운동을 방해하는 것

여러분을 방해하는 것은 바로 오거니즘으로 공급되는 산소량의 부족이다. 왜냐하면 2~3분 이상 운동을 할 경우 근육의 움직임은 근육에 산소를 공급해주는 시스템(혈액 안의 산소 운반체인 헤모글로빈의 상태도 영향을 미친다)에 의존하기 때문이다.

유산소 능력aerobic capacity은 최대 산소 소모량Maximal Oxygen Consumption으로 규정된다. 최대 산소 소모량은 세포 안의 에너지 공급 센터인 미토콘드리아로 산소를 공급하는 모든 시스템이 최대한으로 긴장되었을 경우 운동하는 근육이 일정 시간 동안 얼마나 많은

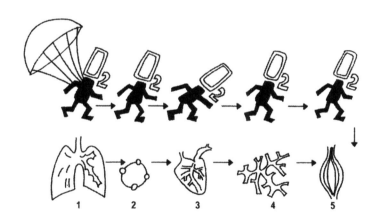

그림 1.4. 호흡을 통해 들어온 산소가 근육으로 전달되는 과정

이 과정에서 산소의 양을 결정하는 곳은 바로 관상동맥이다. 1-폐. 2-혈액 안에 있는 산소 운반자 헤모글로빈. 3-심장. 더 정확하게 말하면 관상동맥(그림에서 볼 수 있다)을 통과하는 심장 근육이 최대 산소 소모량과 한 인간이 견딜 수 있는 육체적인 한계를 규정짓는다. 4-섬유조직의 모세혈관. 5-근육

O₂를 대기로부터 받아들이느냐에 따라 달라진다.

이 시스템 중에 통로가 가장 좁은 장소가 심장 근육이라고 이야기한다. 우리 몸의 가장 중요한 모터가 제대로 작동을 한다는 것은 유산소 능력이 높다는 것을 의미한다.

펌프로서의 역할을 하는 심장의 최대 생산 능력은 1분에 약 40~42리터(3양동이나 된다!) 정도다. 이러한 양을 생산하기 위해서 심장은 1분에 약 200회가량 수축을 하고 한 번 수축할 때 마다 약 한 잔의 혈액을 내보낸다. 커다란 심장이란 물리적으로 불가능한 것이다. 왜냐하면 심장 근육은 운동이 활발하게 이루어질 때 필요한 산소의 양을 공급할 수 없기 때문이다. 이 산소량은 심장 대동맥에서 나온 혈액의 양에 의해 결정된다. 이 동맥을 관상동맥coronary artery이라고 한다. (그림 1.4.)

호흡기관이 운동의 강도를 결정짓기도 한다. 만약 폐로 들어가는 공기의 양이 1분에 120~150리터 이상이면 혈액으로 들어가는 산소 중 초과되는 양을 폐 근육이 모두 사용하게 된다. 결국 운동이 힘들어지는 것이다.

최대 산소 소모량의 측정은 건강한 사람(운동 선수를 포함하여)이나 병든 사람을 포함해서 독자 여러분 중 많은 사람이 해보았을 것이다. 그렇다면 최대 산소 소모량의 측정은 어떤 식으로 이루어질까? 자전거나 러닝머신을 이용해서 발을 움직인다. (그림 1.5.) 이

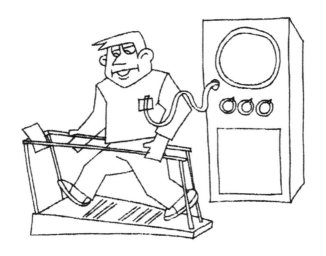

그림 1.5. 러닝머신을 통한 유산소 운동 능력의 측정
측정 시에는 힘을 완전히 소진해야 한다.

때 지속적으로 O_2의 소비량을 심전도기electrocardiogram 등을 이용
하여 측정한다. 일정한 규칙에 따라 운동의 강도를 계속 높이면서
측정 받는 사람이 그만두기를 원할 때까지 진행한다(심장 발작 징후
가 나타나면 의사가 멈추게 한다). 그리고 산소 사용량이 더 이상 늘
어나지 않는 순간을 체크한다. 실험은 측정 받는 사람이 인내심을
가지고 끝까지 진행해야 한다(아래로 내려가고 있는 에스컬레이터에서
거꾸로 위로 올라가 보라. 그러면 여러분 발 밑의 계단은 점점 빠른 속도로
움직일 것이다).

어떤 사람의 유산소 능력을 알기 위해서는 최대 산소 소비량을 측정한다. 산소 소비량 등의 생리학적 지표들을 러닝머신의 속도를 빠르게 하거나 벨트의 경사를 올려 근육의 강도를 높이면서 측정한다.

건강한 사람의 평균 최대 산소 소비량은 2~4리터/분이다. 최대 유산소 능력은 최대 산소 소비량이 7~8리터/분으로 크로스 컨트리 스키 선수나 5km 또는 10km 장거리 육상 선수에게서 나타난다. 최대 산소 소비량의 크기는 유전적인 요소에 의해 크게 좌우된다. 그래서 이 수치를 가지고 코치나 감독들이 전망 있는 운동 선수들을 고르는 것이다. 최대 산소 소비량은 훈련을 통해 약 $\frac{1}{3}$ 정도 더 늘릴 수 있다. 최대 산소 소비량 측정 결과에 따라 자전거 에르고미터bicycle ergometer의 세기를 200~300와트까지 높일 수 있고, 체력이 좋은 운동 선수의 경우 600와트, 즉 1마력의 세기에서 운동할 수 있다.

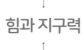

힘과 지구력

강한 사람이란 어떤 사람을 말하는 걸까?

신화나 전설에는 창을 맨손으로 잡아 구부리고 마차를 들어올리는 사람이 있다. 하지만 그들의 힘이 어느 정도였는지 정확하게 말해주는 자료는 없다. 우리가 한 가지 확실하게 이야기할 수 있는 것은 역도선수가 들어 올릴 수 있는 무게가 300킬로그램에 가까워지고 있다는 것이다.

근육의 힘을 측정하는 방법으로 전자파 자극 또는 잘 알려진 다이나모미터dynamometer를 이용하는 방법이 있다. 두 가지 경우 다 근육의 능력을 최대한으로 만든 후 최대로 수축시켰을 때의 정도를 재는 것이다. 스포츠에서는 최대 무게를 들어올리는 과정 또는 작은 무게를 여러 차례 들어올리는 과정에서의 힘을 측정한다.

힘은 무엇과 관련이 있을까?

무엇보다 먼저 힘은 근육 구조의 특성, 양, 길이 그리고 그 안에 있는 미토콘드리아의 수에 의해 결정되며 근육이 예비로 가지고 있는 탄수화물(글리코겐)의 양에 의해 결정된다. 힘은 신경계의 활동과도 깊은 연관을 갖는다. 뇌에서 근육으로 전달되는 입력 명령의 속도가 얼마나 빠른가가 매우 중요하기 때문이다. 그리고 마지막으로 사람의 감정 상태가 중요하다. 좋은 결과를 보여주겠다는 의지 말이다.

인간이 가진 근육 중 가장 강한 근육은 대퇴(大腿)부의 사두근(四頭筋)과 씹는 근육 즉 저작근(咀嚼筋)이다. 예를 들어 서커스장 지붕에 기다란 밧줄이 매달려 있는데 사람이 그 밧줄을 다리에 묶고 거구로 선 채로 또 하나의 밧줄을 물고 있고 또 한 명이 그 밑에 매달려 있는 장면을 자주 볼 수 있다. 여기에는 그럴만한 이유가 있다. 인간의 힘이 가장 강할 때는 나이가 20~30세일 때다.

인간의 능력을 평가할 때는 힘과 함께 지구력도 알아야 한다. 이것은 어떤 일을 얼마나 오랫동안 수행할 수 있는지 그 능력을 알아보는 것이다. 이때 템포가 늦어져서는 안 된다. 즉 근육에 의해 커지는 힘은 근육의 수축 속도에 비례하기 때문이다.

실제로 지구력은 인간이 움직이는 능력과 에너지를 얼마나 경제적으로 사용하고 있는가를 나타낸다. 마찬가지로 운동을 하는 동안 우리 몸 내부에서 발생하는 피할 수 없는 변화에 대한 내성도 매우 중요하다. 그 변화는 젖산이 생성되고, 세포조직에 산소가 제대로 공급되지 않고, 몸의 온도가 올라가는 것을 의미한다.

인간 거미라고 불리는 42세의 알렝 로베르는 놀라운 사실을 보여주었다. 키 163cm, 몸무게 50kg의 아주 보잘것없는 신체 조건을 가진 이 사람은 10년 동안 절벽을 타고 다닌 것은 물론 뉴욕에 있는 엠파이어 스테이트 빌딩, 파리의 에펠 탑 그리고 높이가 442m에 달하는 시카고의 마천루 〈윌리스 타워(구 시어스 타워)〉를 포함해서 세계에서 가장 높은 빌딩 70개를 타고 올라갔다. 거의 평면에 가까운 벽을 몇 시간씩 타고 올라가려면 얼마나 대단한 지구력을 필요로 할까! 한 번 빌딩을 탈 때마다 그의 몸무게가 몇 킬로그램씩 빠졌다는 것은 결코 놀라운 이야기가 아니다. 여기에 엄청난 긴장감이 더해진다. 그는 보호장비를 하나도 쓰지 않았다. 그는 자신 역시 다른 평범한 사람들처럼 죽음을 두려워한다고 말했고(실제로 그는 15m의 높이에서 떨어졌다) 또 현기증을 호소하기도 했다.

이제 피로가 몸에 어떤 영향을 미치는지 알아보도록 하자.

피로가 몸에 좋지 않은 이유

피로란 어떤 일을 할 때 일시적으로 일의 능력이 떨어지는 것을 의미한다. 피로해지면 근육이 늘어지기 시작하면서 동작이 부정확해지고 결국에는 힘이 점점 약해지거나(예를 들어 달리는 속도가 줄어든다) 동작 자체가 멈추게 된다.

피로의 원인은 무엇일까? (그림 1.6.)

사람이 피로를 느끼는 것은 운동하는 근육이 피로를 느끼기 때문이다. 그중에서도 손가락 근육과 같은 백색근(白色筋)white muscle, fast-twitch muscle이 쉽게 피로해진다. 백색근보다 훨씬 오랫동안 운동할 수 있는 것은 적색근red muscle, slow-twitch muscle인데 적색근 안에는 미오글로빈이라는 특별한 색소가 있다(미오글로빈은 비상시에 쓸 수

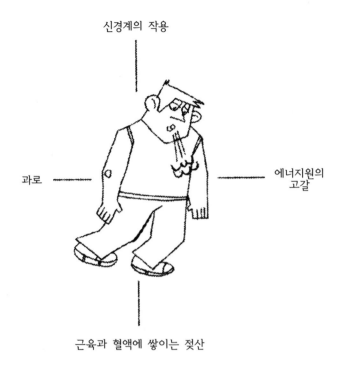

신경계의 작용

과로

에너지원의
고갈

근육과 혈액에 쌓이는 젖산

그림 1.6. **피로의 주요 원인**

있는 산소를 비축하고 있다). 적색근의 대표적인 예는 다리 근육이다.

피로가 진행되면 근육 내부의 에너지원이 감소하는데 그중 하나
가 글리코겐이다. 산소의 공급이 지체되듯 글리코겐의 보충도 지체
되는 것이다. 뿐만 아니라 피로가 진행되면 근섬유에 젖산과 같은
물질대사의 부산물이 쌓이고 근육 수축이 원활하게 이루어지지 않

는다.

오랫동안 지속적으로 운동하는 근육에 맨 처음 일어나는 현상은 포도당과 산소의 부족이다. 피곤해하는 사람에게 포도당을 투여하면 그는 더 오래 운동할 수 있다. 그리고 농축 산소를 운동 선수에게 투여하는 방식으로 피로와의 전쟁이 진행되어 왔다. 하지만 그런 방법들은 효과를 거두지 못했다. 왜냐하면 근육의 산소공급 장치에 직접적으로 영향을 미치지 못했기 때문이다. 게다가 운동 선수들의 피로는 산소 부족 때문이 아니라 몸 자체가 견딜 수 있는 범위를 넘어서 일어나는 경우가 많기 때문이다.

사용된 에너지원의 복구, 근육과 혈액에 쌓인 대사 부산물의 제거는 휴식을 통해 이루어진다. 휴식을 취한 후에는(휴식 시간은 얼마나 활동했는가에 따라 차이가 있다) 작업 능력이 활동하기 전 수준으로 돌아갈 뿐만 아니라 일정 시간 동안은 그 이상의 능력을 발휘하기도 한다. 이러한 현상을 초과회복(超過回復)super-compensation 이라고 한다. 피로의 과정에는 신경계도 참여한다. 신경계는 근육에 있는 에너지원이 바닥나는 것을 막는다.

100년 전에 러시아 생리학자 이반 세체노프는 다음과 같은 실험을 했다.

피실험자는 작은 물건이 걸려 있는 손가락을 구부렸다 폈다 하는 동작을 반복했다. 피실험자가 지쳤을 때 그에게 쉬지 말고 다른 손으

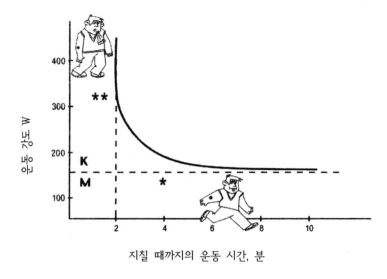

그림 1.7. **지치지 않는 운동 또는 임계(臨界) 파워** critical power

로 그 동작을 계속하라고 했다. 그러자 그 결과는 앞서 움직였던 손가락의 피로가 완전하게 휴식을 취했을 때보다 더 빨리 풀렸다는 것이다. 이것은 몸을 움직이면서 취하는 휴식이 피로를 더 빨리 풀리게 한다는 것 그리고 오랜 시간 계속되는 운동을 할 경우 중추신경계가 근육보다 먼저 피로를 느낀다는 것을 의미한다.

피로는 힘든 것에 대한 당연한 반응이다. 그것은 고갈된 에너지원의 회복을 도와준다. 아이러니하게 들릴지 모르겠지만 피로는 작업 능력을 유지시켜준다. 그렇기 때문에 피로해지는 것을 두려워하면

안 된다. 피로는 유익한 것이다! 하지만 지나친 피로는 전혀 다른 문제다. 이것에 대해서는 잠시 후에 다시 이야기하겠다.

인간은 거부하지 않고, 즉 피로를 느끼지 않고 계속 운동할 수 있을까? 그렇다. 만약 그 운동이 최대로 피로를 주지 않는 정도, 즉 아주 가벼운 운동에서 적당한 운동 사이의 경계일 때 가능하다. 이러한 운동을 할 때 맥박은 1분에 100회 이상 뛰지 않아야 한다. 한번 시험해봐도 좋다!

물리적 강도가 세면 셀수록 인간이 그것을 버틸 수 있는 시간은 줄어든다. 이러한 관계로 임계 파워를 계산할 수 있다. 임계 파워는 피로를 느끼지 않고 계속 운동을 하려고 할 때 근육이 견딜 수 있는 최대한의 강도를 나타낸다. 즉 그림처럼 임계파워 라인 아래(*)에 있을 때 인간은 피로를 느끼지 않고 계속 운동을 할 수 있으며 인간이 견딜 수 있는 운동의 강도 밖(**)에서는 아주 짧은 시간 동안만 운동을 할 수 있다.

물론 인간은 언젠가는 하던 동작을 멈출 수밖에 없다. 하지만 피로를 느끼지 않는 정도의 운동은 특히 중년 이후의 남녀가 트레이닝을 할 때 유용하게 할 수 있다. 자신의 임계 파워를 안다면 그 사람은 달리는 속도, 자전거 에르고미터의 강도 등 자신에게 맞는 운동 강도를 적당하게 선택할 수 있다. 이렇게 해서 나온 운동의 강도는 그 시점에서 그의 체형에 가장 알맞은 것이다.

운동 선수에게는
심리학자가 필요하다

달리기, 톱질 등 육체적으로 힘든 일을 하고 몇 분이 지난 후에 갑자기 숨도 쉴 수 없을 정도로 힘의 고갈을 느낀 적이 있을 것이다. 여러분은 아마 더 이상 일을 할 수 없을 것이라고 생각할 것이다. 이 것을 우리는 사점(死點)dead point이라고 한다. 이 상태는 〈예비적인 운동 거부〉의 상태라고 말할 수 있다. 왜냐하면 여러분의 의지가 지 금 생각하고 있는 상태를 극복한다면 순식간에 마음이 가벼워지고 운동을 계속할 수 있기 때문이다. 이렇게 마음이 가벼워진 상태를 우리는 제2호흡second wind이라고 한다.

과학자들은 아직까지 제2호흡을 정확하게 규명하지 못했다.

예컨대, 사점에서는 에너지와 산소를 공급해주는 시스템이 일시 적으로 작동하지 않고 호흡의 길이가 아주 짧게 나타난다(노련한 운동 선수의 경우 계속적인 연습으로 인해 사점이 존재하지 않는다). 기능이 다시 회복되고 제2호흡이 열리면 〈완전한 운동 거부〉가 이루어질 때까지 운동을 계속할 수 있다.

운동 거부 현상이 어떻게 일어나는지 자세히 알아보자.

피로가 축적되면 운동을 거부하게 되는 것이 당연한 이치다. 속도가 빠르고 운동의 강도가 높아서 근육의 부하가 세면 셀수록 피로는 빠르게 나타난다. 운동 거부 현상은 근육이 비축된 글리코겐을 모두 사용하고 젖산이 쌓여 근육이 수축 능력을 잃게 될 때 일어나는 현상이다. 근육에 산소 공급이 제대로 이루어지지 않아서, 즉 호흡과 혈액순환이 잘 이루어지지 않아서 생기는 것이다. 이러한 현상은 근육에 통증이 오거나 숨을 가쁘게 몰아 쉬는 등 기분 나쁜 현상을 동반한다.

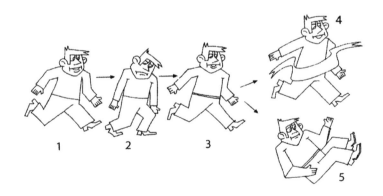

그림 1.8. **사점과 제2호흡**

강도 높은 운동(1)을 한 후 어느 정도의 시간이 지나면 때때로 매우 힘든 상태인 사점의 상태가 온다(2). 인간은 자신의 의지력으로 이 힘든 상태를 극복하여 제2호흡(3) 단계로 들어간다. 이렇게 되었을 때 인간은 결승점까지 갈 수 있는 힘을 갖기도 하고(4) 반대로 그 자리에 주저앉기도 한다(5).

사람은 운동 거부 상황의 시점을 스스로 느낄 수 있다. 다른 말로 표현하면 인간은 자신의 운동 능력을 얼마만큼 사용했는지 알 수 있다. 육체적 부하 전체를 10으로 봤을 때(최대한의 육체적 부하를 10이라고 했을 때) 사람이 운동을 거부하는 시점은 육체적 부하가 7~8일 때이다. 즉 인간은 자신의 능력을 완전히 고갈시키지 않고 어느 정도는 남겨둔다는 것이다.

온 힘을 다 써야 하는 빅매치와 같이, 남겨둔 운동 능력을 모두 사용해야 하는 상황이 되면 인간은 그것을 사용할 수 있을까?

이러한 경우에 중요한 역할을 하는 것이 바로 그 사람 앞에 놓여 있는 동기와 목적이다. 운동 선수들을 격려하고 칭찬해 준다면 그들은 끈기 있게 연습을 할 것이다. 축구의 응원단을 열두 번째 선수라고 하는 것은 다 이런 뜻이 있기 때문이다! 인간이 최선을 다한다는 것은 특히 운동 선수들처럼 기록을 경신하는 데 아주 중요한 역할을 한다. 긍정적인 감정 상태와 성공을 위한 노력은 피로와 운동 거부가 나타나는 시간을 뒤로 미룰 수 있다(재미있는 사실 하나는 운동 거부를 하는 순간에 아드레날린의 농도가 최고에 달한다는 것이다).

그래서 현대 스포츠에서는 트레이너뿐만 아니라 심리학자도 운동 선수들과 결합하게 된다. 스포츠 심리학자가 선수에게 가르치는 가장 중요한 것은 바로 굳은 결의다. 그는 선수에게 최대한의 스트레스를 준다. 예를 들면 수많은 관중이 경기장에 있고 강한 상대 선수가 있다는 관념을 불어넣는 것이다. 운동 선수는 자신의 상태에 대해 확신을 가지고 있어야 하며(자신감이 아니라!) 자신의 능력을 정확하게 파악하고 있어야 한다. 연습을 하는 동안 운동 선수는 이런 저런 동작을 효과적으로 수행하는 법을 배울 뿐만 아니라 긴장 이완 relaxation, 근육 길들이기 등도 같이 배운다. 긴장 이완은 휴식이 아니다! 긴장 이완은 필요한 순간에 더 나은 결과를 얻기 위해 최선을 다할 수 있도록 준비하는 것을 말한다.

체형의 유지와 개선

일반적으로 체형이라고 하면 운동 선수가 가진 좋은 몸매를 떠올리기 쉽다. 하지만 이 책에서 체형이라는 말은 그런 의미로 사용되지 않는다. 우리는 올림픽 게임에서 메달을 따기 위한 훈련이나 세계 신기록에 도전하는 선수들에 대한 이야기가 아니라 중간 정도의 건강을 가진 평범한 사람들의 운동에 대한 이야기를 할 것이다. 먼저 건강을 향상시키고 높은 운동 능력을 보장할 수 있는 운동에 대해 살펴보도록 하자.

몇 가지 일반적인 조건에 대해 이야기하면 다음과 같다.

1. 운동의 강도는 반드시 자기 몸의 하루 에너지 소비량을 넘어서야 한다. 예를 들어 여자들은 '에어로빅이 왜 필요해요, 그렇지 않아도 부엌(가게, 일터)에서 하루 종일 몸을 움직이는데!'라고 이야기한다. 하지만 그 정도의 움직임을 충분한 운동이라고 말할 수는 없다. 아니 우리가 말하고자 하는 것은 그러한 몸의 움직임이 아니다.

2. 운동이 진행되면 그 강도가 점점 더 높아져야 한다. 그리고 일정한 시간이 지나면 운동의 강도를 낮출 필요가 있다. 그래야만 다음에 강도를 더 높일 수 있기 때문이다.

3. 계획적으로 운동을 해야 한다. 2~3주 동안 운동을 하지 않으면 운동의 효과가 아주 약해지고 또 두 달 동안 운동을 쉬게 되면(예를 들어 휴가를 갈 경우) 그 효과가 완전히 사라진다.

4. 자신이 하는 운동의 강도(달리기, 수영 등)를 높이고 싶다면 의사와 상의해야 한다. 여러분이 자전거 에르고미터 테스트나 러닝 머신 테스트를 받는다면 의사는 그 결과를 가지고 어떤 운동을 얼마나 오랫동안 하는 것이 좋고, 어떤 운동은 전혀 해서는 안 되는지 알려줄 것이다.

운동은 매일 아침마다 하는 체조와 규칙적으로 하는 체계화된 육체 운동으로 나뉜다.

아침 체조의 장점에 대해서는 어린 시절부터 들어서 잘 알고 있을 것이다.

하지만 아침 체조만으로는 부족하다. 적어도 하루에 30분~1시간 동안은 운동을 해야 하고 모든 운동은 몸의 바이오 리듬에 맞추어서 해야 한다. 즉 물질 대사와 체온, 중추신경계의 흥분이 최고 수준에 올랐을 때 해야 한다는 말이다. 대부분의 경우 정오 직전인 오전 10~12시와 저녁 무렵인 오후 4~6시에 몸의 활동성이 최고조에 달한다. 바로 그 시간에 운동을 해야 하는 것이다.

운동을 하기 전에는 간단하게 몸을 풀어야 한다. 그래야만 몸이 〈예열〉되고, 물질대사가 활성화되고, 섬유질에 산소가 원활하게 공급되고, 중추신경계가 흥분된다. 운동 중에는 강도를 지속적으로 높여주고 운동을 끝낼 때는 가벼운 운동으로 마무리한다. 마무리 운동으로는 산책이나 가벼운 달리기가 좋다.

걷기와 달리기

걷기와 달리기는 가장 보편화된 운동이고 준비 운동을 할 필요가 없는 운동이다.

걷기는 부작용이 없다는 점에서 매우 훌륭한 운동이다. 또한 누워 있는 환자가 아니라면 누구나 할 수 있는 운동이 걷기 운동이다. 하지만 걷기를 할 때 지켜야 할 것이 있다. 폴 브레그가 조언한 것처럼, 걷기를 하려면 〈다리가 허리에서 시작하는 것처럼〉 걸어야 한다. 그리고 〈어깨에서부터 시작해서〉 손을 자유자재로 움직여주어야 한다(모델들이 워킹하는 모습을 상상해보라!). 스칸디나비아 반도 사람들은 걷기 운동을 하는 동안 스키용 폴을 사용한다. 그렇게 하면 그냥 걷는 것보다 40% 더 에너지를 소비하게 된다. 걸을 때는 힘있게 걷되 몸을 뒤뚱거려서는 안 된다. 그리고 하루에 30분 이상 걸어야 한다.

건강에 좋은 걷기 중 가장 짧은 거리의 걷기는 약 500m 걷기이고, 그 다음은 1,000m, 좀 오래 걸으면 3,000m 걷기이다. 장거리를 걸을 때 속도를 내어 몸을 피로하게 만들어서는 안 된다. 만약 여러분이 어떤 거리를 가장 경제적으로 걷기를 원한다면, 즉 가장 적은 칼로리를 소모하면서 걷기를 원한다면 시속 3.5~4km의 속도로 걸으면 된다. 하지만 건강한 사람은 보통 시속 5km 정도의 속도로 걷는다. 이렇게 하면 에너지 소비량은 많지만 조금 더 빨리 원하는 목적지까지 갈 수 있기 때문이다. 일종의 절충안인 것이다.

달리기는 이보다 좀 더 복잡하다. 하지만 달리기도 걷기와 마찬가지로 아주 자연스러운 운동이다. 인류학자들은 원시인들의 다리 근육이 장거리 달리기 선수의 다리 근육과 같다고 말한다. 재미있는 사실은 가장 빨리 달리는 동물들(치타는 시속 60km 이상의 속도로 달릴 수 있다)과 달리 사람은 마라톤 코스와 같이 42km가 넘는 장거리를 쉬지 않고 달릴 수 있다는 것이다. 물론 속도는 세계 신기록으로 보더라도 시속 20km 정도밖에 안 되지만 말이다.

조깅과 같은 가벼운 달리기에도 점차적인 훈련이 필요하다. 달리기는 1~2분 정도 걷기를 한 다음에 시작하는 것이 좋다. 달리기를 하는 동안에는 속도에 변화를 주고, 보폭을 조절하거나 잠시 쉬었다가 뛰어도 된다. 이런 것들은 새로운 힘을 낼 수 있도록 도와준다. 게다가 이런 것들을 통해서 여러분은 최상의 대상작용(代償作用)을 할 수 있다. 달리기와 걷기를 번갈아 하면 유용하다. 이렇게 하면 자신이 느끼는 정도에 따라 운동의 강도를 조절할 수 있다. 끝으로 달리기를 할 때는 1~2분 동안 걷거나 가벼운 조깅을 하고 난 후에 해야 한다. 그렇게 해야 몸의 회복이 원만하게 이루어진다.

자신의 체형을 유지하고 싶은 건강한 사람은 짧은 거리의 걷기부터 시작해야 한다. 속도에 욕심을 내서는 안된다. 만약 여러분이 5km를 25~30분만에 달렸다면 그것은 중년의 건강한 사람에게 아주 훌륭한 결과를 가져올 것이다. 매일 건강을 위해서 달린다면 더 짧은 거리를 달릴 수도 있다. 2~3km를 10~20분 안에 걷고 신체적인 조건에 따라 거리와 시간을 조절하면 된다.

올바른 숨쉬기

여러분은 운동의 중요한 요소로서 숨쉬기에 관심을 가져야 한다. 숨쉬기야말로 근육의 에너지 공급원이지 않은가!

올바른 숨쉬기를 한다고 해서 어떤 〈현대적인 숨쉬기〉가 필요한 것은 아니다. 우리의 숨쉬기는 심장의 운동처럼 역학적으로 완벽한 시스템에 의해 작동한다. 숨쉬기는 평상시와 운동을 할 때 필요한 공기의 양을 폐가 스스로 판단하여 공급하는 동작이다. 따라서 자연적인 역학 시스템을 방해하지 않고 리드미컬하게 숨쉬기를 하는 것이 중요하다.

코로 숨을 쉬는 것은 두말할 필요 없이 좋은 것이다. 하지만 달리기와 같이 격한 운동을 할 때는 입으로도 숨을 쉴 수 있다(많은 운동선수들이 그렇게 하고 있다). 이것은 공기가 들어오고 나가는 것을 원활하게 만들어준다.

짐을 들어올리는 것과 같이 힘든 일을 할 때는 숨을 멈추고 일을 함으로써 활동하는 근육에 혈액 공급을 원활하게 해주기도 한다.

숨을 들이쉬고 내쉴 때 흉곽thoracic cavity의 압력이 떨어지는 것은 폐의 공기순환을 보호해줄 뿐만 아니라 정맥혈(靜脈血)이 심장에 도달할 수 있도록 도와준다. 다시 말해서 우리의 흉곽은 공기와 혈액을 위한 〈두 가지 기능을 가진 펌프〉이다. 그렇기 때문에 오랫동안 숨을 멈추어서는 절대 안 된다! 게다가 숨쉬는 동작은 어느 정도 음식의 소화에도 도움을 준다. 숨을 들이마실 때 주요 호흡 근육인 횡경막diaphragm이 수축을 한다. 이때 배 안쪽을 압박하여 위를 마사지하는 것 같은 효과가 나타나면서 위의 활동이 촉진된다.

완전호흡이라고 불리는 것은 아주 유용한 것이다(요가에서 이야기하는 프라나야마 호흡행법도 여기에 속한다). 우선 폐가 있는 윗부분에 공기를 주입하면서 흉곽을 천천히 곧게 만든다. 그리고 아랫부분에도 천천히 공기를 불어 넣어 배를 둥글게 만든다. 그 다음에 반대의 순서로 폐를 비워준다. 처음에는 더 이상 들어가지 않을 때까지 배를 집어 넣고 그 다음에 흉곽을 안쪽으로 집어 넣는다.

수영과 같은 몇몇 운동의 경우 그 동작에 따라 들숨과 날숨을 조절하는 특별한 호흡법이 요구되기도 한다. 그 외의 경우에는 숨을 들이쉴 때 몸과 사지를 쭉 펴고 내쉴 때 웅크리게 된다.

일반적으로 숨을 들이쉴 때보다 숨을 내쉴 때 약 2배 길게 숨을 쉰다. 예를 들어 걸을 때 두 걸음 걸으면서 숨을 들이쉬고 네 걸음 걸으면서 내쉰다. 그렇게 하면 자동적으로 호흡이 박자를 맞추게 되고 그러면 나중에는 신경을 쓰지 않아도 자동으로 리드미컬한 호흡이 이루어진다. 피로를 느낀다면 숨쉬기의 리듬을 자유롭게 바꾸어줄 수 있다. 운동을 마칠 때는 아주 깊게 그리고 길게 숨을 쉬는 것이 좋다. 이것은 몸의 긴장을 풀고 몸을 안정시켜 주는 작용을 한다.

운동량 조절

운동량을 조절하는 것은 매우 중요하다. 어떠한 형태든 운동의 양이 지나치게 많으면 건강을 해칠 수 있기 때문이다.

달리기를 할 때(자전거 타기, 수영, 노 젓기, 스키 타기 등의 다양한 운동에서) 자신의 느낌을 아주 조심스럽게 살펴보아야 한다.

가끔씩 왼쪽 갈비뼈 아래가 쿡쿡 쑤시는 경우가 발생하는데 이 것은 비장(脾臟)이 자신의 창고에 혈액을 보충하는 것이다. 이것은 숨을 들이 마신 다음 잠시 멈추는 동작을 몇 번 하면 사라지는 현상 이다.

주의해야 할 현상은 갑자기 얼굴이 벌겋게 된다든가, 식은 땀이 흐른다든가, 구역질이 난다든가, 숨쉬기가 곤란하다든가, 심장이 마 구 뛴다든가palpitation 하는 것들이다. 그리고 더 신경을 써야 하는 것은 가슴이 조여오고 아파오는 느낌을 받는 것이다. 이것은 산소가 부족하다는 것을 여러분의 심장이 알려주는 것이다. 이런 경우에는 곧바로 운동을 멈추어야 한다.

　운동의 양이 지나치게 많다는 것을 나타내는 가장 단순하고 객관적인 반응은 맥박이 빨라지는 것이다. 심장박동 측정기 ^{cardiotachometer}를 사용하면 아주 편리하지만 만약 그것이 없다면 의사들이 하듯이 손목 약간 위의 동맥 또는 목 옆의 동맥을 짚고 측정할 수 있다. 이때 주의해야 할 것은 운동이 끝난 후 5초 이내에 측정을 해야 한다는 것이다. 10초 동안 몇 번이나 뛰는지 체크한 후에 6을 곱해준다. 그러면 여러분은 1분에 몇 번이나 심장이 뛰는지 대충 알 수 있다.

　중년의 건강한 사람은 심장이 1분에 100∼120회 뛸 때 가장 효과적인 운동을 하고 있는 것이다.

　성인의 경우 허용할 수 있는 최대 심장박동 수는 다음의 공식으로 구할 수 있다.

최대 심장박동 수(회수/분) = 220 − 만 나이

　운동을 할 때의 심장박동 수는 다음의 공식으로 구할 수 있다.

운동할 때의 심장박동 수

청년기의 사람 : 운동할 때의 심장박동 수 = (220 − 나이) X 0.80

장년 또는 노년기의 사람:

운동할 때의 심장박동 수 = (220 − 나이) X 0.55

치료용의 가벼운 운동

운동할 때의 심장박동 수 = 최대 심장박동 수의 50~60%

건강 증진을 위한 최초의 운동

운동할 때의 심장박동 수 = 최대 심장박동 수의 60~70%

건강 증진을 위한 지속적인 운동

운동 심장박동 수 = 최대 심장박동 수의 70~80%

스포츠의 성격을 가진 운동

운동 심장박동 수 = 최대 심장박동 수의 80~100%

위험한 현상은 심장박동 수가 너무 많거나 또는 너무 적은 경우이다. 심한 육체적 활동은 연령에 관계없이 몸에 해롭다. 운동을 심하게 하는 경우 다음과 같은 현상이 나타난다.

갑자기 힘이 빠지고, 아무런 느낌이 없으며, 식욕을 잃고, 구역질이 나고, 잠이 오지 않는 등 불쾌한 현상이 나타난다. 만약 여러분이 이와 비슷한 현상을 느낀다면 일시적으로 운동의 강도를 낮추고 운동 시간을 줄이며 힘이 많이 드는 운동을 피해야 한다. 심한 경우에는 반드시 의사와 상의해야 한다.

근육이 주는 기쁨

앞으로는 독자 여러분에게 아침 체조와 근육 훈련이 필요하다는 이야기를 하지 않겠다. 이미 충분히 이야기했다고 생각하기 때문이다.

여기서는 구체적인 예를 들어 이야기해 보도록 하자. 지금 드는 예는 피로를 느끼게 만드는 운동의 강도가 긍정적인 효과를 가져온다는 것을 보여줄 것이다.

이러한 운동은 무엇보다 먼저 우리 오거니즘의 주요 기관의 리저브의 양을 늘려준다. 특히 근육에 산소를 공급해주는 호흡기와 혈액 순환기의 리저브의 양이 많이 늘어난다. 즉 일정 시간 동안 흐르는 혈액의 양이 늘어난다. 항상 운동을 하는 사람의 몸에서는 운동을 하지 않는 상황에서도, 운동을 하지 않고 지낼 때보다 더 많은 양의 혈액이 흐르게 된다. 게다가 운동을 한 사람의 심장박동 수는 평소에 분당 60회를 넘지 않는다.(이것은 오거니즘의 리저브가 많다는 것을 의미한다) 운동을 하지 않는 사람의 심장박동 수는 분당 70회 정도 된다(운동을 하면서 여러분의 심장박동 수가 어떻게 변하는지 관찰해보라!).

그리고 근육의 활동이 보다 경제적으로 이루어진다. 다른 말로 표현하면 똑같은 운동을 하지만 에너지 소비량은 줄어드는 것이다. 즉 산소를 더 적게 소비하고 혈액 속에 젖산이 더 적게 쌓인다. '운동하는 사람'은 피로를 덜 느끼게 되고 또 육체적으로 힘든 일을 '운동하지 않는 사람'보다 훨씬 잘 수행할 수 있게 된다.

게다가 육체적으로 활동적인 사람은 신진대사 활동이 활발하게 이루어진다. 그러므로 혈액 속에 콜레스테롤의 양이 적고 동맥경화로 인한 불의의 사고를 당할 확률도 적다. 근육의 활동은 칼슘의 손실을 막아주고 뼈를 튼튼하게 유지시켜준다. 운동하는 사람의 면역체계는 그렇지 않은 사람보다 훨씬 강하다. 운동하는 사람은 병에 잘 걸리지 않고 병에 걸리더라도 더 빨리 건강을 회복한다. 그리고 특히 중요한 것은 운동하는 사람에게는, 매일 아침 운동을 하려는 습관이 생기고 삶 속에서도 적극적으로 행동하게 된다. 한마디로 말해서 운동하는 사람에게는 삶의 활력이 넘친다. 이것은 모든 면에 있어서 생산성을 높여준다. 이러한 모든 것이 우리 오거니즘의 리저브 양이 늘어남으로써 생기는 것이다.

게다가 매일 적당한 강도로 육체적 운동을 하게 되면 쓸모 없는 살이 생기는 것을 피할 수 있다. 이것에 대해서는 나중에 다른 장에서 더 자세히 이야기하도록 하겠다.

운동이 갖는 또 하나의 효과는 기분을 좋게 만드는 것이다. 유명한 생리학자 파블로프는 이것을 〈근육이 주는 기쁨〉이라고 했다.

근육이 운동을 하는 동안 뇌 속에서는 엔도르핀endorphin과 엔케팔린enkephalin 같은 일련의 생리활성물질Biologically Active Substances이 작동한다. 이것은 오피오이드opioid라는 현상으로 화학구조 아편(모르핀)의 화학구조와 비슷하다. 근육의 운동은 오피오이드 현상을 일으키고 신경계가 그것을 느끼도록 만든다. 아편처럼 엔도르핀과 엔케팔린은 아픔을 느끼지 못하게 한다(축구 경기에서 상대편을 공격하기 위해 뛰어가다가 공격이 끝난 후에야 다리를 다쳤음을 느끼는 경우가 종종 있다). 중요한 것은 이러한 물질들이 뇌의 기능을 향상시키고 지구력을 증대시키며 기분을 좋게 만들어준다는 것이다.

게으름뱅이를 위한 운동

모든 사람을 설득시켜서 운동을 하게 만들 수는 없다. 사실 대부분의 사람들은 "체조할 시간 없어"라고 이야기한다. 하지만 실제로는 그 반대다. 운동을 하기 위해 쓴 시간은 운동을 해서 만들어진 높은 생산성으로 금방 보상받을 수 있다. 활동적인 사람은 항상 축 쳐져서 게으름을 피우는 사람보다 더 많은 일을 하게 된다.

"일 때문에 피곤해 죽겠는데 여러분은 또 이런 힘든 일을……." 이라고 말하기도 한다. 사실 운동을 시작하려면 육체적인 긴장도 필요하지만 무엇보다도 많은 의지가 요구된다. 그리고 자기와의 싸움에서 이기는 사람은 없다.

그래서 광고에서는 노력하지 않아도 근육을 만들어낼 수 있다면서 사람들을 유혹한다. 여러분이 이미 눈치 챘으리라 생각하지만 지금 이야기하려는 것은 〈게으름뱅이를 위한 운동〉, 즉 전기로 근육에 자극을 주는 것에 대한 이야기이다. 실제로 이러한 자극은 근육의 크기를 키우고 훌륭한 몸매를 만드는 데 도움을 준다. 하지만 이러한 근육의 〈소극적인 운동〉은 호흡과 혈액순환을 활성화한다든가 오거니즘의 지구력을 키워준다든가 하는 효과가 거의 없다. 게다가 전기적인 충격으로 근육을 떨게 만드는 것은 별로 기분 좋은 일이 아니다. 물론 우리가 상쾌한 공기 속에서 열심히 운동을 하면서 들이마시는 공기에 대해서는 말할 필요도 없다.

간단하게 정리해보자.

우리의 오거니즘은 지속적인 운동을 할 수 있도록 준비가 되어 있다. 그렇기 때문에 인간은 일상 생활에서는 사용하지 않는 무한한 가능성을 가진 많은 리저브를 가지고 있다. 예를 들어 심장은 이론적으로 1분에 약 40리터의 혈액을, 폐는 200리터의 공기를 순환시킬 수 있다. 하지만 아주 힘든 일을 할 때조차도 우리의 심장과 폐는 이양의 70~80% 이상을 순환시키지 않는다. 마찬가지로 산소의 양도 최대로 사용하지 않는다.

왜 그런 것일까?

우리의 오거니즘에는 능력 이상의 힘을 사용할 때를 대비하는 〈보호장치〉가 필요하기 때문이다. 이러한 〈보호장치〉의 역할을 하는 것이 바로 인간의 심리와 신경계인데 이것들은 언제나 거부하는 입장에 놓여 있다(〈더 이상 할 수 없어!〉라는 느낌). 이러한 거부는 오거니즘의 리저브의 소진을 막고 인체의 내부기관들이 위험한 상황에 놓이는 것을 막는다.

하지만 어떤 강한 모티브가 있어서 아주 짧은 시간에 아주 큰 힘(즉 무기호흡적인 성격의 운동)을 필요로 하는 경우는 예외이다.

그렇다면 리저브를 모두 사용하여 오거니즘의 생리학적 가능성을 완벽하게 실현하려고 노력할 필요가 있을까? 스포츠는 그 성격상 우리 오거니즘의 능력을 완전하게 구현해야 할 필요가 있다. 하지만 그것이 운동 선수의 건강에 좋은 영향을 미칠 것이라고 생각되지는 않는다. 앞으로 우리는 이 점에 대해 여러 차례 이야기할 것이다. 한계에 이르는 운동량과 강도가 우리 오거니즘의 리저브, 우리의 건강 그리고 활력 있게 오래 사는 것에 끼치는 영향이 모두 똑같은 의미를 갖는 것은 아니다.

산소와
오거니즘

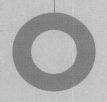

에너지를 얻기 위해, 즉 삶을 유지하기 위해 우리의 오거니즘은 공기로부터 계속 산소를 공급받아야 한다. 왜냐하면 인간의 몸 안에는 예비 산소가 거의 없기 때문이다(몸 속에 축적되는 음식과는 다르다). 보통 우리의 폐를 가득 채운 공기 중에는 약 0.5리터의 산소가 들어있다. 혈액 속에는 1리터 조금 넘는 산소가 있으며, 근섬유에는 0.3리터의 산소가 있다. 평상시에 우리는 1분에 $\frac{1}{4}$리터의 산소를 필요로 하고 힘을 쓸 때는 그 이상의 양을 필요로 한다.

방 안의 산소량은 충분할까?
지구의 산소량은 전 인류가 호흡하는 데 충분할까?

우리가 들이마시는 산소, 우리에게 삶을 주는 산소는 항상 충분할까?

어떤 장소에 사람들이 빽빽하게 들어서 있고, 그 사람들이 산소 부족으로 고통받는 장면을 떠올리는 경우가 있다. 하지만 그런 장면은 잘못된 것이다. 숨이 막히는 이유는 따로 있다. 방 안은 공기가 잘 통하지 않고 많은 사람이 숨을 쉬기 때문에 공기의 습도와 온도가 올라간다. 그리고 공기 중에는 탄산가스 등이 많아진다. 그래서 사람들은 불편함을 느끼는 것이다. 여기서 숨이 막히는 현상과 산소의 양은 전혀 관계가 없다.

우리가 들이마시는 공기 중에는 산소의 양이 약 $\frac{1}{5}$ 정도(나머지는 대부분 질소다)밖에 안 된다는 것을 기억하자. 정확하게 말해서 20.9%의 산소가 거리에도, 집 안에도, 정원에도 그리고 밭에도 있다. 왜냐하면 가스의 분자는 어떠한 미세한 틈새도 통과하며, 녹색 식물은 대기 중에 산소를 계속 공급하기 때문이다.

그렇다면 이렇게 공급되는 산소의 양은 얼마나 될까? 우리 후손들에게도 충분한 양의 산소가 공급될까?

러시아의 유명한 판타지 소설 작가 알렉산드르 벨랴예프는 《공기를 파는 사람》이라는 소설을 썼다. 내용은 아주 간단하다. 사업가인 베일리가 사막에 비밀 공장을 세웠다. 그리고 거대한 팬을 달아 공기를 빨아들인 후 그 공기를 얼려서 지하 창고에 저장했다. 공기를 팔기 위해서였다. 하지만 지구상의 대기가 감소했고 그 결과 대기압이 낮아지는 재앙이 발생했다. 사람들은 완전히 밀봉된 집에서 살게 되었다. 액화 공기가 시장에 나왔고 다른 비싼 것들을 모두 팔아야만 했다. 그리고 베일리는 기뻐하면서 "사람들은 숨이 막힐 것이고, 식물들은 죽어갈 것이다. 삶은 끝이 날 거야. 그리고 지구는 마치 얼어붙은 달처럼 죽은 별이 될 거다"라고 이야기 한다.

물론 어떤 정신 나간 인간이 완벽하게 시설을 갖추었다고 하더라도 눈에 띄게 우리 대기에 영향을 미치지는 못할 것이다. 우리 대기의 무게는 대충 잡더라도 5.15×10^{15}톤이고 그 속에 들어 있는 산소의 무게는 1.5×10^{15}톤이다. 하루에 인간은 약 1kg의 산소를 소비한다. 일 년이면 약 350kg이다. 전체 인류에게 필요한 양은 약 20억 (2×10^9)톤이다. 즉 지구 전체 산소량의 아주 작은 양만을 필요로 한다. 동물의 경우에는 더 많은 산소를 필요로 한다. 하지만 식물들은 1년에 4000억 톤의 O_2를 생산해낸다. 그러므로 당분간 인류가 산소 부족을 겪을 일은 없을 것이다(게다가 학자들은 훗날 달을 개척하게 되면 그곳에 사는 사람들이 그곳에서 즉, 달의 먼지로 필요한 산소를 만들어 낼 수 있다고 주장한다).

산소를 가장 많이 소비하는 것은 급성장하는 공업이다. (그림 2.1.)

여러 가지 타입의 연료를 태우기 위해 인간은 전체 산소량의 0.02%를 소비했다. 만약 이런 식으로 계속한다면 공기 중의 산소량이 눈에 띄게 줄어들 것이다. 다행스러운 것은 이런 일이 일어나기 전에 공기 중의 산소를 산화시키는 석유, 석탄, 가스 등이 훨씬 더 빨리

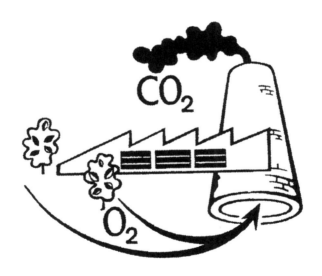

그림 2.1. **공업은 산소를 소비한다**

하지만 공업이 산소를 소비하는 것보다 더 위험한 것은 탄산 가스와 각종 해로운 혼합물을 분출하여 대기를 더럽히는 것이다.

소진된다는 것이다. 결과적으로 인류는 원하든 원하지 않든 다른 에너지원을 찾아야 한다. 이런 이유로 탄산가스 등을 발생시키는 연료로 공기를 더럽히는 일은 언젠가는 끝이 난다고 할 수 있다.

이제 지구 어느 곳을 가든(그곳이 적도든, 북극이든, 바닷가든, 산꼭대기든 그리고 여러분의 방 안이든) 대기 중 산소량이 20.9%인 현대로 다시 돌아오자.

어느 독자든 약간의 지식만 있다면 "잠깐! 높은 곳으로 올라가면 대기 중 산소량이 적어지는 것 아닌가요?"라고 물어볼 것이다. 한마디로 설명하면 대기 중 O_2의 퍼센트가 줄어드는 것이 아니라 부분압력(部分壓力)partial pressure이 줄어든다. 이게 무슨 의미일까? 부분압력이란 함께 있는 다른 혼합물, 다른 가스와는 전혀 별개로 나타나는 압력을 말한다(이 지표는 일정한 부피에서의 가스 분자량을 나타낸다). 일반적으로 해수면에서의 기압이 760mmHg일 때 산소의 부분압력(P_{O_2})은 다음과 같이 나타난다.

$$PO_2 = \frac{760 \times 20.9}{100} = 159 mmHg$$

산소의 부분압력은 우리의 오거니즘에도 작용한다. 이러한 조건은 어디에서든 똑같다(날씨 변화에 의한 부분압력의 차이는 거의 없다). 사람들이 가득 들어찬 방이나 담배를 많이 피우는 사무실이나 모두 마찬가지다. 앞서 이야기한 것처럼 우리가 이런 곳에서 괴로워하는 것은 산소 부족 때문이 아니다.

고산병

위에서 이야기한 것은 우리가 수면의 높이에서 산다는 전제하에 이야기한 것이다. 따라서 앞서 언급한 독자의 질문이 맞는 말이다. 높이 올라가면 올라갈수록 공기가 희박해지고 대기압이 낮아지면 낮아질수록 대기 중 산소의 부분압력도 낮아진다. (그림 2.2.)

이러한 현상은 훈련을 받지 않은 사람이 산을 올라가게 되면 현저하게 느낄 수 있다. 해발고도 2~3천 미터에서 이미 그는 신체적으로 느끼는 운동의 양과 강도에 따라 근육에 필요한 산소의 양을 공급하기 위해 헉헉거린다. 그리고 머리의 회전력이 떨어져서 인간은 천천히 움직이게 되고 무언가를 제대로 판단하지 못하고 행동도 이상해진다.

높은 곳에 올라가면 고산병이 발생할 수 있다. 고산병의 증세는 두통, 불면증, 머리 회전력 감퇴(심리적 반응이 늦게 나타난다), 집중력 저하(글씨를 쓰면 글씨가 제멋대로 써진다), 감각기관의 이상(눈에 불투명

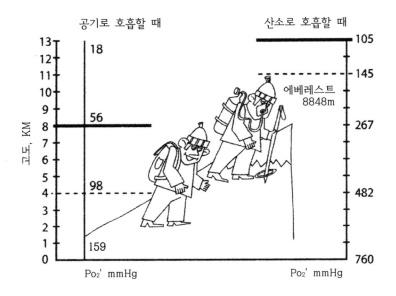

그림 2.2. 공기 중 산소의 부분압력(Po2)은 높이 올라가면 갈수록 낮아진다

왼쪽은 각각의 해발고도에서 공기로 숨 쉴 때의 Po2를 나타내고, 오른쪽은 순수 산소로 숨 쉴 때이다. 가로로 그려진 점선은 오거니즘 기능의 파괴 현상이 나타나는 높이를 나타내고 굵은 실선은 생명을 위협하는 수준인 〈죽음의 문턱〉을 나타낸다. 산소가 많이 포함된 가스로 숨 쉬는 경우 인간은 일반 대기 중의 공기로 숨 쉴 때보다 훨씬 더 높은 곳까지 올라갈 수 있다.

한 막이 생긴다), 혈액순환 악화, 호흡 곤란 등이다. 심한 경우에는 폐부종이 발생하기도 한다.

이러한 현상의 첫 번째 원인은 산소가 갑자기 부족해지기 때문이다. 산소결핍hypoxia은 인간이 고지대에 위치하고 있을 때 가장 문제가 되는 요소이다.

그러나 우리의 오거니즘은 산소결핍을 허락하지 않는다.

첫째, 동맥 속에는 혈중 산소량을 감지하는 특수한 수용체(《감각기》)가 있다. 이러한 산소 센서 중 가장 중요한 역할을 하는 것은 머리로 가는 혈액을 운반하는 경동맥에 있다. 뇌는 산소 부족에 가장 민감하게 반응하는 기관이기 때문이다. 혈액 속의 O_2 농도가 떨어지면 산소 센서가 호흡기관에 경보(산소결핍에 대한 자극)를 보낸다. 그러면 호흡기관의 근육 수축이 힘있게 이루어지고 폐에서 순환하는 공기의 양이 많아지며 혈액 속으로 더 많은 산소가 들어간다. 하지만 이러한 역학 시스템이 산소 결핍을 완전히 해결하지는 못한다. 폐가 활발하게 움직이면 혈액 속의 탄산가스 CO_2가 씻겨나간다. 하지만 CO_2는 호흡을 유발하는 중요한 요인이다. CO_2의 농도가 낮아지면 산소 센서가 잘 작동하지 않는다. 게다가 혈중 산소량이 너무 적어지면 호흡기관의 움직임도 약해진다. 이런 경우에 일어나는 현상이 바로 주기호흡periodic respiration이다. 주기호흡이란 제멋대로 호흡이 가빠졌다가 약해졌다가 하는 호흡을 말한다. 이런 종류의 호흡은 보통 잠을 잘 때 일어난다. 이런 현상은 해발고도 3,650m의 파미르 고원에서 볼 수 있었다. (그림 2.3.)

며칠 동안 고지대에 있다 보면 오거니즘이 고지대의 환경에 적응하게 된다. 이 말은 곧, 높은 곳을 한 번에 오르지 않고 쉬어가면서

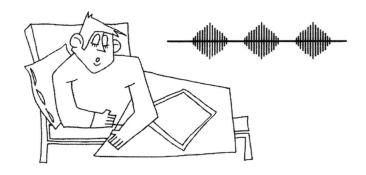

그림 2.3. **수면을 취할 때 산소가 부족해지면 주기호흡**periodic respiration**을 하게 된다**

이런 현상은 호흡기관이 뇌를 산소결핍으로부터 보호해야 하기 때문에 일어나지만 결과적으로는 호흡기관의 활동이 약화된다.

오를 경우 고산병의 고통을 이길 수(또는 증세를 약화시킬 수) 있다는 말이다. 알피니스트들은 이런 식으로 산에 오른다. 그들은 일정한 고도의 장소에 캠프를 만든 다음 더 높은 곳에 오르기 전에 그곳에서 며칠을 보낸다.

높은 곳에 올라가면 호흡만 가빠지는 것이 아니라 혈액순환도 빨라진다. 그리고 혈액 속의 적혈구 수도 늘어난다(적혈구 속에는 산소를 운반하는 헤모글로빈이 있다). 이 모든 것들은 하나의 목적을 가지고 있다. 부분적이기는 하지만 인체조직에 산소를 원활하게 공급하기 위해서이다.

산에 오르면 숨이 가빠지는 이유

산소결핍의 첫 번째 증세는 걸을 때 숨이 차는 것이다. 고산지대에서는 근육에 대한 산소 공급이 잘 이루어지지 않기 때문에 제일 먼저 육체적 능력이 약화된다. 인간은 비교적 장시간 동안 해야 하는 행동(즉 유기호흡)에 어려움을 느끼게 되고, 최대 산소 소비량의 감소로 혈액 속에서는 젖산이 빨리 만들어지고 근육은 더 빨리 운동을 거부하게 된다. (그림 2.4.)

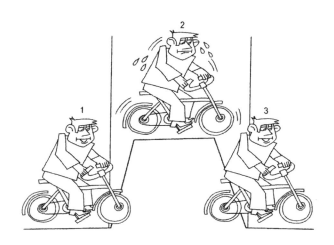

그림 2.4. 고산지대에서의 환경 적응은 훈련의 효과가 있다

최초의 작업능력과 비교했을 때(1) 해발고도 2,000~3,500m 지점에서 약 3~4주간의 훈련을 받으면(2) 운동 선수의 기록이 좋아진다(3). 하지만 이 효과는 한 달 이상 가지 않는다.

해발고도 1,000m 이상의 지점에서 100m 올라갈 때마다 작업 능력이 1%씩 떨어진다. 평지보다 산소의 부분압력이 두 배 적어지는 해발고도 6,000m 지점에서는 작업능력도 두 배 적어진다는 것을 쉽게 알 수 있다. 그러므로 해발 0m에서 운동 선수의 최대 산소 소비량이 분당 6리터라고 했을 때 이 높이에서의 최대 산소 소비량은 분당 3리터밖에 되지 않는다.

실제로 별로 높지 않은 곳(1,200m)에서는 약 2분 정도 지나야 근육이 적응하게 되고 한 학자의 표현에 의하면 높이 3,000m의 에베레스트 산에서 적응하지 못한 사람은 평지에서 발휘하던 능력의 절반밖에 발휘하지 못한다고 한다. 4,000m 이상의 지대에서는 환경에 적응할 때까지 일을 할 수도 없고 살기도 힘들다. 그리고 환경에 잘 적응하고 훈련을 받은 알피니스트라 해도 높이 7,500m의 지대에서는 가장 쉬운 일도 가장 힘든 일처럼 느껴진다고 한다.

고원지대의 사람들이 일하며 살아가는 법

호기심 많은 독자는 "그러면 고원지대에서 태어나 자란 사람들은 어떻게 살고 어떻게 일을 하나?"라고 질문할 것이다.

세대를 거듭하면서 이루어진 환경 적응(자연적인 선택도 포함해서)은 인간에게 고산지대의 환경을 자기화하는 능력을 키워주었다. 이미 수세기 전부터 티베트나 안데스 같은 산악지대에는 사람들이 살고 있었다. 그리고 안데스에서 유럽인들(에스파냐 군사들)이 최초로 (16세기) 고산병을 앓았다. 게다가 가족과 함께 이곳에 정착한 에스파냐 인들은 아이를 낳을 수 없었다. 이것은 해발고도 4,000m 지점에서 일어난 일이었다. 하지만 이 지역 인디언들은 오래 전부터 잘 살아왔고 더 높은 곳으로 삶의 터전을 옮기기도 했다. 에스파냐 인들이 아이를 낳기 위해서는 분지로 내려와야만 했다는 이야기가 있다.

지금도 수백만의 사람들이 해발고도 2,000 ~ 3,000m 지점(카프카즈, 파미르, 텐산)에서 살고 있다. 이런 곳에서는 근육이 산소 결핍을 확실하게 느끼게 된다. 하지만 4 ~ 5백만 명의 사람들(안데스와 히말라야의 토착민들, 원정대원, 알피니스트, 군인)은 4,000 ~ 5,000m 지점 또는 인간의 생리학적 기능이 파괴되는 한계 높이에서 살아가고 있다. 더욱 놀라운 것은 페루의 지역민들이 산소의 부분압력이 평균보다 2배 가까이 낮은 탄광에서 힘든 일을 하며 살아간다는 것이다.

얼마 전에야 학자들은 이들 토착민들이 산소 부족의 문제를 어떻게 해결하는지 밝혀냈다.

산소 부족에 적응하는 기본적 역학은 폐가 커져 많은 양의 공기를 들이마시는 것이다. 그런데 고원지대에 사는 사람들에게 이러한 역학은 작용하지 않는다. 그들에게 산소가 평균보다 2~3배 적게 함유된 공기를 마시게 했는데도 그들의 호흡에는 변화가 거의 없었다. 연구자들은 이러한 현상을 〈산소결핍에 대한 불감〉이라고 불렀다. 이러한 〈불감〉이 이로운 것일까, 해로운 것일까? 만약 고산지대에 사는 사람들의 오거니즘이 계속해서(몇 달 아니 몇 년 동안) 강한 호흡을 해야 한다면 얼마나 많은 에너지를 소비하게 될지 생각해 보라! 따라서 고산지대의 원주민들에게는 호흡을 강하게 하는 것보다 혈관을 통해 들어오는 산소를 보다 효과적으로 사용하는 시스템이 생겨난 것이다. 이 새로운 시스템의 특징은 적혈구와 헤모글로빈의 수를 늘리고 세포 내 호흡 효소의 능력을 높여주는 것이다. 바로 이것 때문에 고산지대의 원주민들이 편안하게 살 수 있는 것이다.

급격한 산소결핍

높은 곳에 올라가면 사람은 산소 부족으로 인해 아주 쉬운 동작도 하기가 힘들어진다. 하지만 산소 부족의 가장 큰 문제는 뇌 활동의 장애다. 게다가 급격한 산소결핍의 문제는 그 징후가 갑자기 나타난다. 더욱 심각한 것은 많은 사람이 다행증(多幸症)euphoria이라 불리는 기분 좋은 상태에 빠졌다가 갑자기 의식을 잃는다는 것이다. 알피니스트와 비행기 조종사들의 비극적 경험이 이를 증명해준다.

그러한 예 중의 하나가 바로 1875년 프랑스 스카이다이버들이 〈제니트〉라는 기구(氣球)를 타고 올라갈 때 일어난 사고다. 아래는 세 명의 참가자 중 유일하게 살아남은 티상이 남긴 메모다.

'7,500m 높이에 올라갔을 때 지벨이 동료에게 고도를 더 높이는 게 어떠냐고 물었다. 그리고 동의를 얻은 후에 그는 밸러스트로 쓰이는 모래 주머니 세 개를 떼어냈다……. 나는 산소 호흡기를 입에서 떼지 않으려고 애썼지만 손이 말을 듣지 않았다……. 하지만 나는 그때까지도 위험하다는 생각을 하지 못했다. 비행이 계속되고 있다는 사실에 행복할 따름이었다…….'

잠시 뒤에 티상은 의식을 잃었고 다른 동료들은 목숨을 잃고 말았다. 기구는 해발 8,600m까지 올라갔는데 이것은 에베레스트의 높이(8848m)보다 조금 낮은 높이였다.

하지만 알피니스트들은 엄청난 육체적 부하와 추위를 극복하고 심지어 산소마스크도 쓰지 않은 채 이 엄청난 높이의 산을 계속 오르고 있다!

대체 어떤 능력을 가졌길래 산소부족을 견뎌낼 수 있을까? 무엇보다 산소 부족에 대비한 훈련, 특히 저압실 등에서의 장기적 훈련을 들 수 있다(저압실에서는 해발고도에 상응하도록 기압을 조정할 수 있다). 그리고 그들은 해당 지역의 기후에 적응해 가며 천천히 산을 오른다. 하지만 가장 중요한 것은 태어날 때부터 다른 사람들보다 더 많은 오거니즘의 리저브를 가지고 있어서 산소 결핍에 대처할 수 있다는 것이다. 그와 같은 리저브 중 하나는 맥박이 아주 천천히 뛴다는 것이다. 예를 들어 한 알피니스트(러시아 알피니스트 블라디미르 발르이베르진)는 에베레스트 산을 오를 때 산소 마스크를 쓰지 않는다. 평소 그의 맥박 수는 분당 50회에 불과하다(분당 50~64회라는 보기 드문 맥박 수는 톈산이나 파미르의 원주민들에게서도 찾아볼 수 있다).

알피니스트를 돕고
비행사를 구하는 법

그럼에도 불구하고 전문가들은, 일반인들은 5,000m 이상의 지점에서 산소를 농축해주는 마스크를 써야 한다고 말한다. 하지만 10,000~12,000m의 고도에서 비행기를 타고 날아가는 승객들에게는 아무 문제가 없다. 비행기 객실은 라이너liner로 밀봉되어 있어

기압이 땅 위의 기압과 같고 또 밀봉에 문제가 생기면 좌석에서 자동으로 산소마스크가 튀어나오기 때문이다.

하지만 12,000m 이상에서는 순수한 산소로만 이루어진 가스로 숨을 쉬는 것도 산소 결핍에 효과가 없다. 왜냐하면 산소의 부분압력이 너무 낮고, 반대로 폐에는 과도한 압력이 발생하여 숨 쉬기가 어렵기 때문이다(고무 튜브나 배구 공을 입으로 불어 넣을 때 이것과 비슷한 현상이 나타난다). 그러므로 이러한 방법으로 비행사를 돕는 일은 위험한 순간에만 해야 한다. 예를 들어 기내의 밀봉에 문제가 생겨 빠른 시간 안에 산소부족의 위험이 없는 높이까지 고도를 낮추어야 하는 상황에서만 가능하다.

급격한 산소 부족에 대한 반응은 사람마다 다른데 우리는 리저브를 활용하는 시간, 즉 리저브 시간으로 이것을 측정할 수 있다. 리저브 시간이란 밀봉에 문제가 생겼을 때부터 의식을 잃을 때까지의 시간을 말한다. 비행사나 알피니스트의 리저브 시간은 고도에 따라 기압을 조절할 수 있는 특수한 방에서 측정된다.

산소 결핍에 대처하는 훈련을 받게 되면 리저브 시간도 늘어난다. 훈련을 잘 받은 사람의 경우 해발고도 7,500m에서의 리저브 시간은 약 7분이고 해발고도 15,000m에서 비행사가 응급조치를 취할 수 있는 시간은 30초에 불과하다.

그리고 18,000m 이상의 높이에서는 공기가 매우 희박하기 때문에 어떠한 기술적 도움으로도 근섬유의 산소 부족 현상을 막을 수 없다. 대기권 밖, 즉 우주에서 인간은 지상의 대기와 같은, 즉 지상의 대기가 포함하고 있는 만큼의 산소를 포함하는 인공 대기 속에서만 살아 남을 수 있다. 다시 말해서 우주선 안과 우주복 안의 공기압을 일정하게 유지해 주어야만 우주비행사들이 살아남을 수 있다.

산소 없이 얼마나 살 수 있을까?

이 질문에 한마디로 대답하는 것은 어렵다. 인체의 모든 세포는 그 표면의 산소 압력이 1mmHg 이하가 되면 오거니즘에 에너지를 공급하는 생화학적 반응을 멈춘다.

이미 강조했듯이 뇌는 산소 부족에 매우 민감하다. 그리고 우리의 의식이 들어있는 커다란 대뇌반구의 대뇌피질도 마찬가지다. 신경세포가 죽는 데는 4~5분밖에 안 걸리고 그렇게 죽은 세포는 다시 살아나지 못한다(단순하게 의식을 잃는 데는 더 짧은 시간이 걸린다). 그리고 그렇게 되면 인격도 없어진다. 물론 〈심장-폐〉의 기능을 지속시켜주는 기계의 도움으로 일정 기간 동안 식물인간으로 살아갈 수도 있다. 심폐 소생술로 사람을 다시 살리려면 호흡과 심장이 멈춘 뒤

4~5분 안에 심폐소생술을 실시해야 한다는 것을 우리는 경험을 통해 알고 있다.

미국 학자 에른스팅은 자신의 피실험자들에게 질소 가스로만 숨쉬게 했다(이 위험한 실험에는 커다란 희생이 요구되었다). 피실험자들은 평균 16초가 지나면 의식을 잃었다(그 후에 바로 응급조치가 이루어졌다). 호흡하는 공기 속에 산소가 전혀 없는 상황에서의 리저브 시간은 고작 1분의 $\frac{1}{4}$ 밖에 안 되었다! 질소로 숨을 쉰다는 것은 인간이 폐와 혈액에 가지고 있는 얼마 되지 않는 산소를 밖으로 내보내기만 한다는 것을 의미한다. 그렇기 때문에 이러한 상황에서는 숨을 쉬지 않는 것이 더 낫다. 그렇게 하면 산소를 몇 분 정도 더 인체 내에 가지고 있을 수 있기 때문이다.

사람은 얼마나 오래 숨을 참을 수 있을까?

인간은 어느 정도의 시간 동안 숨을 쉬지 않고 버틸 수 있다. (그림 2.5.) 이렇게 의식적으로 숨을 멈추고 있는 동안에도 혈액순환은 평상시와 마찬가지로 계속된다. 오거니즘은 폐와 혈액에 남아 있는

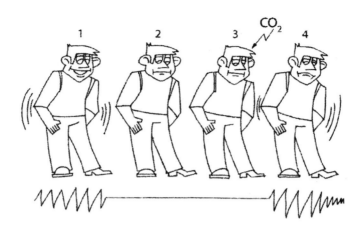

그림 2.5. **절대적 자극이 숨을 멈추고 있는 것을 그만두게 한다**

일상의 조건에서 인간(1)은 자신의 숨을 멈출 수 있다(2). 하지만 그 시간은 1~1분 30초 정도다. 혈액에 CO_2의 양이 많아지면 호흡 센터를 강하게 자극하고 절대적 자극이 생긴다(3). 이 절대적 자극은 인간이 원하든 원하지 않든 숨을 다시 쉬게 만든다(4). 절대적 자극은 장시간 동안 호흡을 하지 않아 생명이 위협받는 것으로부터 오거니즘을 보호한다.

약 1리터 정도의 산소를 사용하게 된다.

의식적으로 숨을 멈추고 있는 동안 산소의 양이 줄어들고 CO_2의 양이 많아지면서 호흡을 하도록 만든다. CO_2의 양이 많아지게 되면 언젠가는 뇌 속의 호흡 센터를 자극하게 된다. 우리는 이것을 절대적 자극imperative stimulate 이라 부른다. 〈원하든 원하지 않든 숨을 쉬어라!〉 하고 명령하는 것이다. 이 절대적 자극은 인간의 통제 밖에서 일어나고 인간은 자신도 모르게 깊게 숨을 쉬어 평상시의 호흡으로 점차 돌아오게 된다. 만약 절대적 자극이 없다면 인간의 생명을 멈추게 하는 것은 아주 쉬운 일이 될 것이다. 숨을 멈추면 모든 것이 끝나버린다.

일반적으로 숨을 멈추고 있는 시간은 1~1분 30초를 넘지 않는다. 물론 오랫동안 훈련을 하면 4~5분 정도까지 가능하다(더 이상의 시간은 거의 드물다. 요가에서는 몇 시간 동안 숨을 쉬지 않을 수도 있다고 한다. 하지만 아직 증명된 바는 없다). 예를 들어 잠수부들이 그렇게 할 수 있다. 그들은 숨을 멈추기 전에 깊이 숨을 들이마신다. 즉 폐 속의 산소량을 늘린다. 이것은 오거니즘 내의 산소 여유분을 일정 정도 늘려준다. 그리고 더 중요한 것은 이렇게 함으로써 혈액 속의 CO_2의 양을 줄여 숨을 멈추고 있는 동안 나타나는 절대적 자극 현상이 나타나지 않도록 하는 것이다.

움베르또 펠리자리라는 이탈리아 사람은 7분 2초 동안 숨을 참을 수 있었다. 그리고 그는 수심이 깊은 곳에서 장비의 도움 없이 오래 있는 기록도 보유하고 있다(그는 123m에서 2분 27초 동안 숨을 참고 있었다). 여기서 한 가지 짚고 넘어갈 것은, 이 사람의 폐 용량이 약 8리터였다는 사실이다(일반인의 폐 용량은 3~5리터이다)! 즉 그는 보통 사람보다 두 배나 더 많은 산소 여유분을 폐에 가지고 있었던 것이다.

여기서 한 가지 더 이야기할 것은, 장비를 갖추지 않은 잠수부들의 갑작스러운 사망 원인이 산소결핍이라는 것이다. 만약 잠수부가 제때에 산소 결핍을 느끼지 못하고 그래서 산소 공급을 위해 수면 위로 올라오지 못한다면 그는 곧바로 의식을 잃을 것이다(위에서 이야기한 대로 다행증 현상이 일어난다). 한편 혈액 속의 CO_2 양이 많아지면서 한 순간에 절대적 자극이 생기고 무의식적으로 숨을 쉬게 된다. 하지만 이때는 공기가 아니라 물이 폐로 들어간다.

숨을 멈추고 있는 시간을 두 배로 늘리는 것은 아주 쉽다. 여러분이 더 이상 숨을 참을 수 없다고 느낄 때 마치 숨을 쉬는 것과 같이 가슴을 움직이면 된다. 이때 입은 꼭 다물고 있어야 한다. 이러한 동작은 여러분의 호흡 센터를 속이고 절대적 자극이 나타나는 시간을 연장한다. 잠수부들 중의 일부는 그렇게 한다.

산소가 해로울 수도 있을까?

질소로 호흡하는 실험에서 알아봤듯이 인간은 산소가 없으면 30초도 버티지 못한다. 이것은 산소를 많이 마실수록 몸에 더 좋다는 의미일까? 전혀 해가 되지 않는다는 말인가? 그렇지 않은 것으로 나타났다. 러시아 학자 안드레이 지론킨의 실험 결과에 따르면 대기 중에 산소가 40~50% 포함되어 있을 때 몇 시간이 지나면 실험대상 동물들의 기도가 심하게 떨린다. 순수하게 산소만 있는 곳에 동물을 두면 그 동물은 간질에 걸린 것처럼 경련을 일으킨다고 한다. 즉 농도가 높은 산소는 독약과 같은 것이다.

위의 표에서 보는 바와 같이 숨쉬는 공기의 산소량을 두 배로 늘리면 그러한 공기가 인체에 무해한 시간은 5일 반밖에 되지 않는다. 하지만 산소만으로 이루어진 공기가 무해한 시간은 하루도 되지 않는다. 또한 기압이 대기압의 두 배가 되는 산소를 채워 넣은 방에서는 한 시간이고, 세 배가 되는 산소를 채워 넣은 방에서는 20분도 되지 않는다.

산소의 농도와 호흡 시간

기압	O$_2$의 양 %	O$_2$의 부분압력 mmHg	숨쉬는 데 위험하지 않은 시간
표준 대기압	20.9(표준)	159(표준)	무한대
표준 대기압	50	380	133시간
표준 대기압	100	760	21시간
대기압의 두 배	100	1520	1시간
대기압의 세 배	100	2280	20분

산소호흡기가 환자에게 도움이 될까?

오래전부터 중환자실의 환자들에게 산소호흡기가 사용되었다. (그림 2.6.) 현재는 산소호흡기 대신 환자의 기도에 직접 산소를 공급하는 기계가 그 자리를 대신하고 있다.

이 방법은 오거니즘에 긴급하게 산소를 공급하는 가장 좋은 방법이다. 하지만 솔직히 말해서 이 방법이 가져다 주는 이익은 별로 없다. 왜냐하면 우리가 들이마시는 공기 중의 산소 압력이 도움이 되는 경우는 혈액 속의 헤모글로빈에 충분한 산소가 공급되지 않을 때

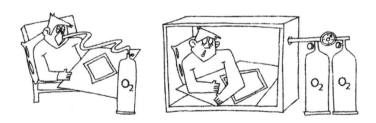

그림 2.6. **사람을 고압산소실에 들어가게 하고 산소 압력을 대기압의 2~3배로 만든다**

산소호흡기 또는 다른 산소 공급장치를 사용해서 숨을 쉬는 것은 인간의 체세포에 산소를 공급하는 데 조금밖에 도움이 되지 않는다. 고압산소실을 사용하는 쪽이 훨씬 더 효과가 크다. 사람을 고압산소가 가득 찬 특별한 방에 들어가도록 한다. 이것은 산소 부족 현상을 빠르게 회복시키고 때로는 사람의 생명을 구하기도 한다.

이기 때문이다. 하지만 이런 경우는 매우 드물다. 대부분의 경우 헤모글로빈은 산소를 가득 머금고 있다. 하지만 어떤 이유에서인지 세포가 그 산소를 제대로 공급받지 못하는 경우가 있다. 일반적인 상황에서는 혈액 속의 헤모글로빈이 산소의 대부분을 공급한다. 혈액 그 자체(혈장)는 전체 산소의 2%만을 공급한다. 이것은 곧, 세포에 대한 산소 공급을 한꺼번에 늘리려면 혈장을 산소로 가득 채워야 한다는 것을 의미한다. 이것은 산소를 고압으로 공급해줌으로써 가능하다.

사람을 고압실에 있게 하고 그 안의 산소 압력을 대기압의 2~3배로 만든다. 이때 환자의 혈장에 산소가 가득 차게 되고 그럼으로써 체세포에 더 많은 산소를 공급할 수 있게 된다. 이러한 고압산소실은 체세포 산소 부족 현상이 나타나는 환자에게 큰 도움이 된다.

전형적인 예가 일산화탄소 중독이다. 일산화탄소에 중독되면 일산화탄소가 헤모글로빈 속에 있던 산소의 자리를 대신 차지하고 산소 공급을 방해한다. 이럴 경우 고압산소실에서 치료를 받으면 고압의 산소가 자신의 경쟁자를 쫓아내고 세포의 산소 결핍 문제를 해결한다. 화재가 났을 때 의식을 잃은 사람, 연탄 가스를 맡고 의식을 잃은 사람 그리고 일반 가스를 맡고 의식을 잃은 사람의 생명을 구하는 것도 이런 식으로 한다.

또 다른 예로 사지의 혈액 공급에 문제가 생긴 경우를 들 수 있다. 이런 경우는 오랫동안 담배를 피운 사람에게 많이 나타난다. 고압산소 치료는 산소를 원활하게 공급함으로써 사지 절단 수술의 위험도 막아준다. 그리고 고압산소 치료는 일시적으로 혈액순환을 멈추어야 하는 외과수술의 경우에도 유용하게 쓰인다. 물론 고압산소 치료를 할 때는 환자에게도 병원 관계자에게도 산소 중독 현상이 일어나지 않도록 사용 시간(83쪽의 표를 보라)을 반드시 지켜야 한다.

\<산소 칵테일\>에 맛이 있을까?

우리는 우리 자신이 순수한 산소로 숨을 쉬는지 대기의 공기로 숨을 쉬는지 구별할 수 있을까? 학교 교과서에는 산소에(그리고 공기 중의 질소에) 색깔과 맛, 냄새가 없다고 나와 있다. 그리고 실제로 피실험자에게 마스크를 씌우고 가스(공기, 산소 또는 희석화한 산소 혼합물)를 주입할 때 자신이 무엇을 마시는지 구별하는 사람은 아무도 없었다.

우리는 다른 식으로 실험을 해보았다. 피실험자가 버튼을 누르면 공기가 순수한 산소로 바뀌고, 다시 한 번 누르면 희석화한 산소 혼합물이 나오고, 세 번째 누르면 다시 공기가 나오는 장치를 만들었다

(어떤 버튼을 눌러야 산소가 나오고 어떤 버튼을 눌러야 공기가 나오는지 피실험자는 알지 못한다). 대부분의 사람들이 일반적인 공기를 선호했고, 희석화한 산소 혼합물과 순수한 산소를 택한 사람은 거의 없었다. 왜 그럴까? 우리는 산소의 부분압력이 높아지면 오거니즘이 좋지 않은 반응을 일으킨다는 것을 알고 있다.

하지만 고지대 실험에 참여한 한 피실험자는 순수한 산소를 선택했다. 파블로프는 "오거니즘은 무엇이 필요한지 정확하게 안다……"라고 말했다.

산소에 맛과 향이 있든 없든 산소는 호흡을 할 때만 유익한 것이 아니라 음식에 넣어도 유익하지 않을까? 1970년대에 한 의사가 이런 생각을 했고 수많은 사람이 그의 생각에 동조했다. 그래서 당시에는 환자든 건강한 사람이든(건강한 사람에게 산소를 더 공급한다는 것은 무의미하다. 건강한 사람의 혈액 속에 있는 헤모글로빈은 전체의 96~97%가 산소로 가득 차 있기 때문이다) 휴양소와 요양원, 식당에서 산소가 함유된 음식과 음료수(산소 수프, 산소 칵테일 등)를 먹고 마셨다.

이렇게 산소를 공급해주는 것이 과연 도움이 될까? 한번 알아보자. 평상시에 폐를 통해 혈액으로 공급되는 순수한 산소의 양은 1회에 약 0.25리터이다. 한편 〈산소 칵테일〉 한 잔에는 대기압의 조건 하에서 약 3밀리리터의 O_2를 녹일 수 있다. 게다가 이 적은 양의 산소가 혈액으로 공급될 때의 속도는 폐로 산소가 공급될 때의 속도보다 훨씬 느리다. 이것이 오거니즘에 어떤 영향을 미칠지(산소 결핍으로 고생하는 사람이라고 하더라도) 여러분들 스스로 판단하기 바란다. 어쨌거나 이제는 〈산소 칵테일〉에 대해 기억하는 사람이 거의 없고 또 산소에 특별한 맛이 있는지 기억하는 사람도 없다.

물속에서 숨을 쉴 수 있을까?

물속에서 일하는 사람들에게는 산소 공급이 아주 중요하다. 잠수부가 입는 잠수복에 공기를 주입하는 일은 그가 잠수해 있는 곳의 수압과 같은 압력으로 이루어져야 한다. 그렇지 않으면 그는 숨을 쉴 수가 없다. 예를 들면 수심 100m의 깊이에 있다면 대기압보다 약 10배 높은 압력으로 공기를 공급해야 한다! 다시 말해서 산소의 부분 압력이 평소보다 10배 높아야 〈산소 중독〉을 일으킬 수 있다. 따라서 잠수부들에게 공급하는 공기의 산소 농도는 줄여야 한다. 즉 수심 100m에서는 10배 낮은 2%의 산소가 들어있는 공기를 공급해야 한다.

그리고 일반 공기에서 전체의 80%를 차지하는 질소의 압력이 높아지는 것도 인간에게는 위험 요소로 작용한다. 질소중독 현상이 일어나기 때문이다. 질소중독이 일어나면 잠수부는 예기치 못한 위험한 행동(예를 들어 공기 주입 호스를 끊는 등의 행동)을 하게 된다. 그러므로 수심 60m 이상이 되면 질소의 일부 또는 전체를 헬륨으로 바꿔야 한다.

헬륨에는 아주 중요한 특징이 하나 있다. 그것은 아주 가벼운 가스인 헬륨의 밀도가 질소의 밀도보다 약 7배 낮다는 것이다. 깊이 들어가면 들어갈수록 잠수부에게 공급되는 공기의 밀도는 점점 높아진다. 숨을 들이마시기도 힘들어지고 내쉬기도 힘들어진다. 헬륨과 산소의 혼합은 잠수부가 수심 200~300m 깊이에서 활동할 수 있도록 해준다. 헬륨보다 더 좋은 것은 수소다. 수소는 헬륨보다 밀도가 두 배 더 낮다. 이론적으로 인간은 수소와 산소의 혼합 가스로 수심 1.5km에서 숨을 쉴 수 있다. 하지만 수소의 압력이 그렇게 되면 마치 마약 같은 효과를 보인다는 사실이 밝혀졌다.

하지만 우리는 잠수병aeroembolism에 대해서는 전혀 고려하지 않았다. 잠수부가 수면으로 올라올 때 그의 혈액 속에 녹아 있는 가스가 기포를 발생시키고 색전증(塞栓症)embolism을 일으킨다. 그리고 이것이 동맥 안의 혈액의 흐름을 방해하는 데 특히 질소가 매우 위험하다. 그렇기 때문에 수심이 깊은 곳에서 올라올 때는 특별한 방식으로 아주 천천히 올라와야 한다.

이처럼 물 속에서는 고산지대에서보다 훨씬 더 많은 문제를 겪는다. 이런 문제들을 모두 해결한다면 인간은 태평양에 있는 수심 11km의 마리아나 해구(海溝)Mariana Trench까지 들어갈 수 있을 것이다. 물론 물속에서 숨을 쉴 수 있다면 말이다. 그렇다고 해서 양서류 인간을 만들자는 얘기는 아니다. 인간에게 아가미를 달아 놓을 생각을 하는 사람은 아무도 없다. 우리가 말하고자 하는 것은 인간이 물로 숨을 쉼으로써 그 물이 폐에 산소를 공급하게 하고 폐에서 일산화탄소를 몰아내게 할 수 있느냐는 것이다. 이를 실험하기 위해 과학자들은 (인공 혈액을 만들 때와 마찬가지로) 과불소유기화합물인 탄화불소(炭化弗素)fluorocarbon를 사용한다. 이 액체는 물보다 20배 더 많은 산소와 3배 더 많은 이산화탄소를 함유할 수 있다. 과학자들은 이러한 실험을 통해 고양이와 개가 탄화불소로 숨을 쉴 수 있다는 것을 증명했다. 그러니까 물속에서 숨을 쉬는 것도 전혀 불가능한 일이 아니다. 인간을 대상으로 했을 때 어떤 결과가 나올지는 아직 알 수 없지만 말이다.

그런가 하면 깊은 물 속에서의 작업과 연구는 방수 처리가 된 잠수함과 바티스카프bathyscaphe에서 이루어진다. 이런 장치들 안에서는 일반적인 기압이 유지되고 또 일반적인 양의 산소가 공급되기 때문에 인간이 물의 재해로부터 안전하게 보호될 수 있는 것이다. 그리고 이 밖에도 여러 가지 무인 장치가 있는데 이 장치들을 이용하면 잠수할 필요가 없으니 위험에도 노출되지 않는다.

간단하게 정리해보자.

《산소 없이 나는 어떻게 살았나》라는 흥미 있는 제목으로 얼마 전에 책이 한 권 나왔다(아마도 독자를 유혹하기 위한 것 같다). 비밀을 밝혀보자. 사실 그 책에는 〈산소 없이 산 인생〉에 대한 말은 한 마디도 없다. 그것은 불가능하기 때문이다. 한 번 더 여러분에게 이야기하겠다. 대뇌피질에 있는 신경세포는 산소의 공급이 끊어지고 난 뒤 4~5분이면 모두 죽는다. 그리고 이 세포들은 다시 살아나지 못한다. 최소한 세포가 다시 살아났다는 연구 결과가 발표된 적은 없다. 훈련을 받은 사람은 위기의 순간에 대기압보다 3배 낮은 50mmHg의 기압에서도 짧은 시간 동안 호흡하면서 일할 수 있다. 이것은 높은 산을 등반하는 알피니스트들처럼 엄청난 양의 오거니즘 리저브를 가지고 있고 또 어려운 훈련을 했기 때문에 가능한 것이다.

만약 오랜 시간 동안 산소결핍이 지속된다면, 즉 공기 중의 산소 비율이 조금 낮아지면 인간은 적응할 수 있다. 이런 경우에는 공기 중의 산소를 세포에 공급해주는 시스템이 활발하게 작동한다. 오염되지 않은 환경, 가령 산 속에서 지내는 것은 인간에게 도움이 될 수 있다. 그래서 산 속에 휴양소가 있는 것이다. 하지만 고산지대(산소의 부분압력이 약 두 배 낮아지는 해발고도 3,000~3,500m 지점)는 우리의 오거니즘에 좋지 않은 영향을 준다. 파미르 고원의 한 부족을 연구한 결과 그들 대부분이 폐기종emphysema과 폐성심cor-pulmonale을 앓고 있는 것으로 밝혀졌다. 평범하지 않은 조건에서 사는 것에 대한 대가인 것이다. 산소의 비율이 낮아진 대기 중의 공기는 인간에게 좋지도 않고 맞지도 않는다. 여기서 우리는 산소 부족이 오거니즘의 잠재력을 약화시킨다는 결론을 내리게 된다.

전설 속에 나오는 스코틀랜드의 고지인(高地人)Highlander들이 산소결핍 때문에 오래 살았다고 생각하는 것은 잘못이다. 평지에서도 장수하는 사람들을 만날 수 있기 때문이다(장수에 대한 자세한 이야기는 마지막 장에서 다시 하도록 하겠다).

더위도 추위도
두려워할 필요 없다

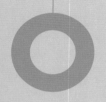

수백만 명의 사람들이 영하 50℃ 이하로 내려가는 추운 지방에서 살고 있다. 그리고 영상 50℃ 이상으로 올라가는 열대 지방에서 많은 사람들이 살고 있다. 그리고 이들 모두는 하나의 생리학적 형태인 homo sapiens, 즉 생각하는 사람들이다! 여러분 중에, 정글에서 북극까지 분포해 사는 동물에 대해 들어본 사람이 있는가?

그럼에도 불구하고 지난 수만 년 동안 인간의 특성은 거의 변한 것이 없다. 인간의 오거니즘은 예전이나 지금이나 추위와 더위에 무방비 상태로 놓여 있다.

사람들은 다음과 같은 농담 섞인 가설을 생각해냈다.

'어느 날 유인원들 사이에서 털이 거의 없는 이상한 동물이 태어났다. 돌연

변이였다. 생전 처음 보는 얼굴을 한 동물을 유인원들은 내쫓아 버렸다. 털도 없고 혼자 살아야 하는 그들은 빠르게 발전해서 자신들의 기원인 유인원들을 앞서갔다. 그들은 사냥하여 잡은 동물의 가죽으로 옷을 만들어 입고, 집 짓는 법을 배웠다. 이제 그들은 추위와 더위도 무서워하지 않았다.'

하지만 혹독한 기후에서 인간이 살기 시작한 것은 그리 오래된 일이 아니다. 고대 문명들이 발생한 중국, 인도, 페르시아, 바빌론, 이집트, 이스라엘, 그리스, 로마의 기후는 따뜻한 기후였다. 이들 지역의 연평균 온도는 영상 21℃ (이 숫자를 기억하자!)였고 이후에 북쪽으로 문명이 퍼져나가기 시작했다. 그리고 인간은 모든 수단(옷, 집, 난로 등)을 사용해서 자신의 몸이 편안해지도록 만들었다.

주변의 온도 변화가 몇 도 이내일 때 큰 영향을 받지 않고 살 수 있는지, 우리를 기분 좋게 하고 우리에게 유용한 온도는 몇 도인지, 우리에게 해가 되는 온도는 몇 도인지 그리고 인간이 견딜 수 있는 추위와 더위의 한계는 어디까지인지 알아보자.

오거니즘의 열은 어디서 와서
어디로 사라질까?

우리 오거니즘의 유일한 에너지 공급원은 음식의 〈산화〉 즉 소화이다. 이 에너지의 대부분은 온기의 형태로 나타난다.

오거니즘에서 만들어진 온기의 20%는 간으로 가고 약 20%는 근육으로 간다(육체적인 일을 한다면 더 많이 간다). 재미있는 사실은 그와 비슷한 양(약 18%)의 온기를 우리의 뇌가 만들어 낸다는 것이다.

온기는 기본적으로 신체 표면을 통해 주변 공기로 전달되며, 그 전달은 바람이 불면 훨씬 빠르게 이루어진다. 온기의 45%까지는 주위의 차가운 물건들에게로 모두 방사된다. 그렇기 때문에 차가운 벽이 있는 따뜻한 방이 춥게 느껴지는 것이다. 특히 더위 속에서 온기를 전달해주는 아주 중요한 방법은 피부(부분적으로 호흡기관)에 습기(땀)를 만들어주는 것이다. 이런 방법으로 우리는 우리의 오거니즘에서 만들어진 전체 온기의 20 ~ 30%를 방출할 수 있다. 그리고 마지막으로 우리 신체가 만든 온기의 몇 퍼센트는 먹은 음식과 마신 물을 데우며 각 기관으로 전달된다.

온기를 전달받은 신체 기관들을 핵이라고 부르고 세포의 벽, 피부 그리고 덮고 있는 점액질을 표피라고 부른다. (그림 3.1.)

이 책에서 몸의 온도란 핵의 온도를 의미한다.

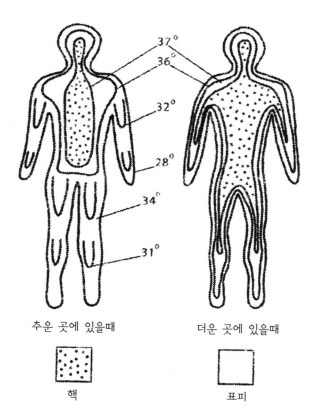

추운 곳에 있을때   더운 곳에 있을때

핵   표피

그림 3.1. **오거니즘의 핵과 표피**

오거니즘의 내부인 핵은 주위가 아무리 추워도 상대적으로 일정한 온도를 유지한다(약 37℃). 표피는 몸을 덮고 있는 피부와 피부에 연결되어 있는 세포조직으로 주위 온도의 영향을 받는다. 핵과 표피의 경계는 유동적이다. 더운 곳에 있으면 핵의 크기가 커지는데 이 것은 혈액이 온기를 배출하기 위해 빠르게 순환하기 때문이다. 추운 곳에 있으면 혈액은 외부 벽에서 나와 온기를 보존한다.

건강한 사람과 체온 변화

인간의 오거니즘은 온혈(溫血)성이다. 이것은 인간의 핵이 항상 일정한 온도(약 37℃)를 유지하면서 외부 온도의 변화에 따라 표피의 온도가 변할 수 있다는 것을 의미한다.

핵의 온도가 항상 일정하게 유지된다는 것은 매우 중요한 일이다. 오거니즘의 활동을 보장해주는 효소작용이 바로 37~37.5℃에서 일어나기 때문이다. 만약 핵의 온도가 이 경계에서 3~4℃ 이상 벗어나면 인간의 육체적, 정신적 능력이 현저하게 떨어진다. 특히 온도 변화에 민감한 기관이 뇌다. 만약 핵의 온도가 23℃까지 내려가는 저체온hypothermia 현상이 일어난다면 대뇌피질의 세포는 모두 죽고 말 것이다. 그리고 42~43℃까지 올라가는 고체온hyperthermia 현상이 생겨도 똑같은 현상이 일어난다.

핵과 달리 표피의 온도는 외부 조건에 따라 변한다.

일반적으로 체온을 잴 때 우리는 겨드랑이에 온도계를 끼워 넣는다. 물론 이것은 핵의 온도가 아니다. 하지만 핵의 온도와 가장 비슷한 온도를 나타낸다. 핵의 온도와 가장 가까운 온도를 보이는 곳은 입 안의 혀 아랫부분이다(병원에서 환자의 체온을 잴 때 이렇게 한다). 핵의 온도를 정확하게 재는 방법은 장(직장) 또는 고막에서 직접 체온을 재는 것이다. 하지만 이런 방법은 아플 뿐만 아니라 특별한 장치를 필요로 한다.

어떤 체온이 정상 체온일까? 일반적으로 체온이 36℃와 37℃(겨드랑이 또는 입 안의 온도. 직장에서 재는 온도는 0.5℃ 정도 더 높다)사이일 때 그것을 정상 체온이라고 한다. 하지만 예외적으로 이 경계를 넘어서는 사람들도 있다. 이 온도가 일정하기는 해도 어느 정도는 상대적일 수도 있다. 첫째로, 인간의 체온은 하루의 대사 활동에 따라 약 0.5℃ 정도 틀리게 나타난다. 체온이 가장 높을 때는 일과시간이 끝

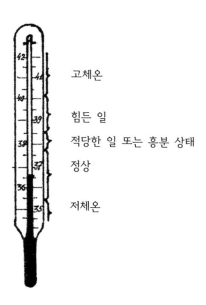

그림 3.2. **핵 온도의 변화 범위**

날 때인 16 ~ 18시 사이이다. 그리고 가장 낮을 때는 새벽 4~6시 사이이다. 둘째로, 체온은 인간의 활동성에 따라 다르게 나타난다. 아주 힘든 일을 하고 있을 때 핵은 39~40℃까지 올라갈 수 있다! 셋째, 외부 조건에 따라 변할 수 있다. 이것에 대해서는 나중에 다시 이야기하겠다.

"내부 환경의 항상성은 자유로운 삶의 조건이다"라고 위대한 생리학자 클로드 베르나르가 말했다. 이것은 무엇보다 우리 내부의 온도의 항상성에 대한 이야기일 것이다. 어떤 방식으로 인간의 오거니즘은 처음 시작된 핵의 온도를 항상 유지시켜줄 수 있을까? 뇌의 깊은 곳에는 시상하부(視床下部)hypothalamus라고 불리는 것이 있는데 이곳에 온도조절 센터가 위치하고 있다. 시상하부는 핵이 일정한 온도를 유지할 수 있도록 온기를 만들고 전해준다. 바로 이것이 약 37℃의 체온을 자동으로 조절해주는 것이다.

이 센터는 특수한 센서인 온도수용기(溫度受容器)들thermoreceptor을 통해 필요한 정보를 얻는다. 중앙 온도수용기는 뇌와 가까운 온도조절 센터에 위치하고 있다. 이들은 혈액의 온도 변화에 반응하는데 0.1℃의 아주 미세한 변화에도 반응한다. 게다가 엄청나게 많은 양의 온도수용기들이 우리 피부 곳곳에 위치해 있다. 이들 대부분이 추위에 반응하고(냉수용기, 크라우제소체Krause's bulb) 일부가 더위에 반응한다(온도수용기, 루피니소체Ruffini's corpuscle). 말초에 있는 이들 온도수용기들이 주변 온도에 대한 정보를 센터에 제공한다. 오거니즘의 온도에 대한 모든 정보를 받은 온도조절 센터는 핵이 일정한 온도를 유지할 수 있도록 적절한 조치를 취한다. 어떤 방법이 있는지에 대해서는 추위와 더위에 대한 인간의 반응에 대해 이야기할 때 자세히 이야기하도록 하자.

온열중성대란?

온열중성대(溫熱中性帶)thermoneutral zone란 인간이 자신을 편안하게 느끼는 온도 범위를 말한다. 온열중성대의 범위 안에서는 평상의 상태에서 오거니즘이 온기를 추가로 생산할 필요도 없고 온기를 배출하기 위해 힘을 쓸 필요도 없다. 온도조절 센터가 휴식을 취하는 것이다. 물론 완전하게 편안한 상태가 되려면 공기 움직임의 속도와 습도도 맞아야 한다.

벌거벗은 경우 적당한 공기의 온도는 옷을 입었을 때의 공기 온도보다 높다(26~28℃). 우리는 동 아프리카 사바나 지역에서 최초의 인류(《털 없는 원숭이》)들이 살았을 때도 그런 온도가 유지되었다고 추측할 수 있다.

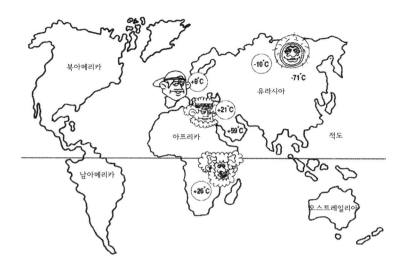

그림 3.3. **연평균 온도와 지구 전역의 인류**

연평균 기온이 영상 26℃인 동부 아프리카 지역에 사는 사람들에게는 벌거벗고 사는 것이
훨씬 편하다. 고대문명은 연평균 기온이 영상 21℃인 아열대성 기후(중국, 인도, 근동, 지
중해)에서 발생했다. 이곳에서는 가벼운 옷차림이 사람들에게 편안함을 주었다. 건축과 의
복의 발달로 인류는 연평균 기온이 훨씬 낮은 지역(영상 9℃)에서도 살게 되었다. 몇몇 민
족은 생존투쟁을 위해 연평균 기온이 영하 10℃에 달하는 지역에 정착하기도 했다. 가장
추운 곳은 야쿠치야와 남극이며 가장 더운 곳은 아라비아 반도이다.

옷을 가볍게 입은 사람들의 온열중성대는 21~24℃이다. 고대
문명의 발전이 바로 그와 같은 온도에서 이루어졌다는 것을 기억하
자. 그리고 사람들은 어떤 기후에서도 살아갈 수 있도록 집을 짓기
시작했다. 오늘날에는 에어컨이 실내 온도를 자동으로 맞추어준다.

하지만 이 기계가 전 세계 모든 곳을 커버하지는 못한다. 게다가 이것은 위생학적으로도 많은 문제를 안고 있다.

인간이 견딜 수 있는 추위의 한계

현대인은 아프리카 열대 기후에 적응한 형태인 〈털 없는 원숭이〉로 남아있고 여름에도 옷을 입어야 하는 상황에 놓여있다.

이것은 우리의 오거니즘이 추위를 견뎌낼 수 없다는 것을 의미하지 않는다.

이런 상황을 한번 생각해보자. 집 밖으로 나가서 춥다고 느낄 때 여러분의 몸에서는 어떤 변화가 일어날까?

온도조절 센터가 자신의 정보제공자(말초의 온도수용기)로부터 피부가 차가워진다는 정보를 받으면 제일 먼저 전달되는 온기의 양을 줄인다. 그 다음에는 피부의 혈관이 오그라들고 핵(내부기관)으로부터 몸 표면으로 전달되는 혈액의 양이 줄어든다. 그리고 피부가 창백해지면서 곳곳에 붉은 빛 또는 푸른 빛이 생기고(추위 때문에 코가 빨개진다) 노출된 부위에 〈닭살〉이 생긴다. 이것은 우리의 조상들이 추위로부터 몸을 보호하기 위해 덥수룩한 털을 가졌던 것을 떠올리게 한다.

전달되는 온기의 양이 충분히 줄어들지 않고 뇌로 흘러가는 혈액의 온도가 0.1~0.2℃ 정도 떨어지면 다시 이 정보가 중앙의 온도수용기로 전달된다. 그러면 온도수용기들이 온도조절 센터에 응급신호를 보내고 온도조절 센터는 온기의 양을 높이는 응급조치를 취한다. 근육 활동을 강화하여 온기를 만들어내는 것이다(추위를 느끼면 몸을 따뜻하게 하기 위해 본능적으로 몸을 움직인다).

온기를 만들어내는 가장 효과적인 방법은 근육을 떨어주는 것이다. 근육을 떨어주는 것은 에너지 사용량을 4~5배 높여준다. 오거니즘의 핵이 차가워지면 무의식적으로 근육이 떨리는 것이다. 추위를 느끼는 사람에게 〈그만 떨어!〉라고 이야기해도 아무 소용이 없다.

예를 들어 어떤 사람이 추운 곳에 오랫동안 서 있다고 하자. 어떤 일이 일어날까? 차가워지는 것에 대해 몸이 반응하지 않으면 핵의 온도가 떨어지면서 저체온증hypothermia이 일어나고 동시에 산소결핍hypoxia(세포조직에 산소가 부족해진다) 현상이 일어난다. 근육이 딱딱해지고 혈압이 떨어지며 심장 박동이 약해진다. 가장 크게 손상을 입는 것은 우리의 뇌다. 감각이 없어지고 잠이 쏟아지며 마치 따뜻하다는, 아니 덥다는 환상이 생긴다. 이런 현상이 계속되면 뇌부종이 생기고 숨이 멈추면서 죽음이 찾아온다.

오거니즘이 차가워져 체온이 35℃ 이하로 천천히(하루 이상 걸려서)

떨어지면 온갖 지병이 나타난다. 핵의 온도가 34℃까지(겨드랑이에서 잰 체온이 체온이 32℃ 또는 그 이하로) 떨어지면 24시간 안에 죽음이 찾아올 수 있다. 그리고 핵의 온도가 급격하게 32℃까지 떨어지면 1시간 안에 목숨을 잃을 수 있다. 체온이 27~28℃까지 떨어지면 이미 죽은 것으로 간주한다. 하지만 이것은 추울 때만 일어나는 현상이 아니다. 얼마 전 모스크바에 따뜻한 겨울이 찾아왔는데도 동사한 사람의 수가 100명이 넘었고 또 영상 7℃의 기온에서 〈동사〉하는 사람이 있었다고 한다.

여기서 이야기하는 것은 병원에서 환자의 몸을 차갑게 해서 인공적으로 저체온을 유지하는 것과는 다른 것이다. 병원에서는 보통 오거니즘이 필요로 하는 산소량을 줄이기 위해 저체온을 유지하고 임시로 혈액순환을 막아 수술을 한다.

사람이 차가운 물에 들어가면 체온이 급격하게 내려간다. 물속에서의 열전도율은 공기 중에서의 그것보다 20배 더 높다. 따라서 물속에서는 같은 온도의 공기 중에서보다 11배 더 빠르게 몸의 온기가 사라진다. 차가운 물속에서 불의의 사고를 당했을 때 훈련 받은 수영선수가 30분 이상을 버티지 못하는 이유가 여기에 있다. 8℃ 이하의 물속에서는 호흡이 어려워지거나 심장이 멎을 수 있다. 물에 빠진 사람을 구조해도 달리 생명을 구할 방법이 없는 경우가 있는데 이것은 예기치 못한 〈차가움〉이 그의 생명을 앗아가기 때문이다.

인간이 견딜 수 있는 추위의 한계를 밝히기 위해 1980년대의 소련 연구자들은 아주 위험한 실험을 했다. 아주 건강한 세 사람에게 가벼운 운동복을 입힌 다음 영하 40℃의 툰드라 지대에서 얼마나 버티는지 실험한 것이다. 그런데 12시간이 지나자 그들의 심장 박동과 호흡이 약해졌고 하루가 지나자 장 내 온도(즉 핵의 온도)가 약 1.5℃ 떨어졌다. 생명 활동에 위험한 수준까지 떨어졌던 것이다. 한 사람은 곧바로 병원으로 이송되었고 나머지 두 사람은 놀라운 인내력으로 40시간을 버텼다. 이때 그들의 장 내 온도는 35.1℃까지 떨어져 있었다. 35℃는 생명을 위협하는 수준의 온도였기 때문에 실험은 더 이상 계속될 수 없었다.

몸이 얼었을 때 움직이면
안 되는 이유

저체온증이 심해지면 오거니즘을 보호하는 모든 메커니즘이 작동을 멈춘다. 근육의 떨림이 멈추고 피부가 파랗게 변한다. 그리고 맥박이 천천히 뛰고 호흡이 불규칙해지면서 의식을 잃는다. 이런 경우에는 응급처치를 해야만 생명을 구할 수 있다.

이때 환자를 움직이게 해서는 안 된다. 평상시에는 움직이는 근육이 온기를 만드는 중요한 역할을 하지만 핵의 온도가 떨어지면 근육의 움직임이 상황을 더욱 악화시킨다. 말단부의 차가운 혈액이 생명 기관으로 흐르고 〈응급처치를 하는 동안〉 생명을 잃는 것이다.

몸이 차가워졌을 때 하는 응급처치 중 가장 중요한 것은 일단 추위로부터 벗어나게 한 다음 몸을 따뜻하게 해주는 것이다(아주 조심스럽게 해야 한다). 그런 다음에는 〈어머니의 자궁〉 속에 있을 때와 같은 자세를 취하게 한다. 옆으로 누이고 무릎을 굽혀주는 것이다. 그리고 손을 따뜻하게 해야 하는데 이것은 손으로 나가는 온기가 전체 온기의 $\frac{1}{3}$ 을 차지하기 때문이다. 가장 쉽게 손을 따뜻하게 하는 방법은 환자의 배 위에 손을 올려놓는 것이다. 그리고 환자를 담요로 감싼 다음 20℃ 이상의 장소로 옮겨야 하는데 이때 37~40℃의 따뜻한(더운 곳이 아니다!) 목욕탕으로 옮기는 것이 좋다. 그런 다음에는 달고 뜨거운 음료를 마시게 한다.

술을 마시게 하는 것은 좋지 않다. 추운 곳에서는 보드카 한 잔을 마시는 것이 좋다고 생각할지 모르지만 전문가들의 생각은 다르다. 술을 마시면 말초 혈관이 확장되고 혈액이 피부로 퍼진다. 그래서 피부의 온도수용기로부터 배출되는 열 때문에 몸이 따뜻해지는 듯한 느낌이 든다. 하지만 술은 체온을 급격히 떨어뜨리고 몸을 차갑게 만든다. 얼어 죽는 사람들 중 많은 수가 술에 취한 사람이라는 것은 더 이상 비밀이 아니다.

몸이 얼 정도로 체온이 떨어지는 사람은 가능한 한 빨리 의사의 도움을 받아야 한다. 왜냐하면 심폐소생술 등 가정에서는 할 수 없는 응급처치가 필요할 수 있기 때문이다.

추위에 익숙해질 수 있을까?

1~2년 정도 추운 지방에서 살게 되면 상대적으로 그 기후에 익숙해지지만 완전하게 적응하지는 못한다는 연구 결과가 있다. 북극에 사는 사람의 경우 세포조직에 산소 공급이 충분하지 않기 때문에 오거니즘이 매우 약해져 있다. 하지만 북극에서 숨을 쉬기 어려운 정확한 원인은 아직까지도 밝혀지지 않았다.

물론 이와 같은 현상의 원인이 추위에만 있는 것은 아니다 수개월 동안 계속되는 밤과 특수화된 일상 요소들도 원인으로 작용한다.

추위가 극심해서 코로만 숨을 쉬는 것이 어려울 때 우리는 코로도 숨을 쉬고 입으로도 숨을 쉰다. 이때 비개골(鼻介骨)과 혀가 히터의 역할을 한다. 시베리아에 사는 민족들은 칼로리가 높은 지방질 음식을 주로 먹는다. 지방이 많은 음식은 온기를 만들어내는 보조

원료가 된다(재미있는 사실은 이들의 혈액 속에 콜레스테롤이 많지 않다는 것이다!).

캐나다 학자들은 인간의 오거니즘이 추위에 적응하지 않는다는 결론을 내렸다. 즉 시베리아에 사는 사람의 오거니즘과 중앙 아시아에 사는 사람의 오거니즘이 추위에 똑같은 반응을 보인다는 것이다(물론 조건이 똑같을 때 그렇다는 말이다).

인간은 어떤 조건하에서든 심리적으로 익숙해질 수 있는 능력을 가지고 있다. 바로 그렇기 때문에 따뜻한 남쪽 지방에서 태어난 사람이 추운 북쪽 지방에서도 충분히 살 수 있는 것이다(실제로 많은 사람이 그렇게 살고 있다).

영하 90℃에서 사람이
살 수 있을까?

추위를 막아주는 각종 기술의 발달로 인간은 다섯 대륙의 곳곳에서 살 수 있게 되었다. 그리고 오늘날에는 여섯 번째 대륙인 남극 대륙Antarctica으로의 진출을 아주 조심스럽게 준비하고 있다.

여기서 잠시 천혜의 추위 연구소인 〈얼음으로 이루어진 대륙〉에 대해 이야기해보자.

남극에서는 지금까지 그 유래를 찾아보기 힘든 영하 89.2℃라는 기록적인 기온이 관측된 바 있다.

남극 대륙은 대부분 고원으로 이루어져 있다. 예를 들어 러시아의 남극 탐험 기지 〈보스토크〉는 해발 3,500m 높이에 위치해 있는데 이곳의 혹독한 추위는 산소 부족 현상과 맞물려 있다. 그래서 그곳에 사는 사람들에게는 산소결핍에 의한 수면 중 주기호흡periodic respiration 현상이 나타난다. 평상시에 그들은 1분에 40∼50회 호흡을 하고 또 그들의 심장 박동수는 분당 160∼180회에 이른다.

영하 60∼70℃까지 내려가는 추운 날씨에 바람까지 분다면 남극 대륙에 사는 사람들은 호흡기관과 얼굴이 바깥 공기와 직접 닿지 않도록 특별한 장비를 갖추어야만 집 밖으로 나갈 수 있을 것이다. 그러므로 남극 대륙과 같이 극단적인 기후 조건하에서는 오거니즘의 적응이 불가능하다(훈련을 받은 사람들에게도 그것은 가능하지 않다).

추위에 몸을 단련하는 방법

우리의 오거니즘이 추위에 보다 잘 견딜 수 있도록 하기 위해 갖

가지 훈련이 고안되었다. 차가운 물건으로 신체를 마사지 하거나, 찬물로 샤워를 하거나(또는 찬물과 더운물로 번갈아 가면서 샤워를 하는 게 좋다), 공기욕(空氣浴)을 하거나, 신선한 공기를 마시며 잠을 자는 것 등이 그것이다. 몇몇 전문가들은 맨발로 눈 위를 잠시(1분 30초~2분) 걸은 후 뜨거운 김을 쐴 것을 권하고 있다(목욕에 대해서는 나중에 다시 이야기하겠다).

가장 효과적인 것은 〈얼음 수영Ice swimming〉, 즉 겨울에 얼음을 깨고 하는 수영이다. (그림 3.4) 하지만 이 과정에서 온도조절 시스템

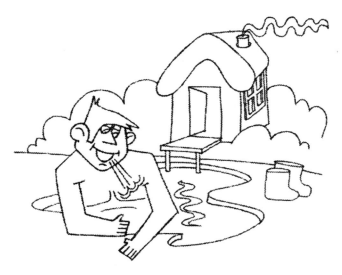

그림 3.4. 〈얼음 수영〉은 추위를 이길 수 있는 가장 좋은 체력 단련법이다
얼음 수영을 하는 사람은 준비운동을 철저히 해야 한다.

이 극단적으로 긴장하게 되어 특히 피부에 지방이 없는 사람의 경우 오거니즘의 핵이 추위로부터 보호받지 못하는 매우 위험한 상황이 발생한다. 그래서 충분한 준비운동을 하지 않고 〈얼음 수영〉을 하는 것은 자살행위와도 같다. 성급하게 이런 훈련을 받게 되면 감기에 걸릴 뿐만 아니라 여러 가지 합병증까지 생길 수 있다.

얼음 수영을 할 때 몸을 따뜻하게 해주는 옷은 필요 없다. 그리고 한 가지 더 기억해야 할 것은 추위를 이기기 위한 체력 단련을 중도에 그만두게 되면 한 달에서 한 달 반 정도의 시간이 지난 후에 그 효과가 없어진다는 것이다.

더위를 먹으면 어떻게 해야 할까?

인간은 따뜻한 기후에 알맞게 태어났다. 하지만 따뜻함도 일정 정도만 인간의 오거니즘에 도움이 된다. 유명한 환경학자인 A. D. 슬로님은 "인간의 오거니즘은 추울 때보다 더울 때 더 무능하다"라고 쓰고 있다. 실제로 추운 곳에 사는 사람들은 여러 가지 방법으로 추위를 극복할 수 있지만 더운 곳에 사는 사람들은 그렇지 못하다.

더울 때 인간의 피부는 붉은색을 띠고 땀으로 덮인다. 오거니즘은 혈액순환을 활발히 하고 땀 배출량을 늘려서 과도한 더위를 피하고자 한다. 그렇게 했는데도 잘 되지 않으면 과열되어 고체온이 발생한다(만약 가벼운 정도라면 체온이 37.5~38.5℃까지 올라간다). 심장 박동은 몸의 온도가 1℃ 올라갈 때마다 분당 20회 정도 더 빨라진다. 인간은 더위와 무력감, 두통을 호소하게 된다. 신경계의 반응도 무뎌지고 느려진다. 더운 나라에서 일어나는 교통사고 중 에어컨이 없는 차가 일으키는 것이 에어컨이 있는 차가 일으키는 것보다 많다는 사실이 이를 반영한다.

고체온 증세가 심해지면 더위를 먹게 된다. 만약 사람이 태양의 직사광선에 노출되어 더위를 먹게 되면 일사병이라는 것이 생긴다. 이때 환자의 체온은 40℃까지 오르고, 땀이 많이 나며, 무기력해지고, 두통이 나며, 헛구역질을 한다. 입술은 파랗게 변하고, 숨쉬기가 힘들어지며, 맥박이 빨라지고(130회/분) 약해진다. 경련이 일어나고 창백해지며 말을 더듬고 의식을 잃게 된다.

체온 39~39.5℃와 분당 120~140회까지의 맥박 수는 큰 문제가 되지 않는다. 하지만 심장박동 수가 분당 160회가 되면 그것은 오거니즘이 가진 리저브의 양이 모두 소진됐다는 신호다. 한 번 더 기억을 더듬어 보면 오거니즘의 핵의 온도가 42~43℃까지 올라가면 뇌사 상태가 되고, 곧이어 생명을 잃게 된다.

더위를 먹은 사람에 대한 응급조치는 서늘하고 바람이 부는 곳

(선풍기를 틀어도 된다)으로 환자를 신속하게 옮기는 것이다. 그런 다음 차가운 것으로 몸을 마사지해 주거나 젖은 수건으로 온몸을 감싸준다. 머리와(또는) 목 윗부분 양쪽에 차가운 가제나 얼음을 올려놓는다. 물을 많이 마시게 하는 것이 좋다. 미네랄 워터를 마시게 해서 수분을 공급해주고 오거니즘에 소금을 공급해주는 것이 좋다(과일을 먹게 해도 같은 효과를 볼 수 있다).

더위를 먹었을 때 알코올을 쓰는 것은 매우 위험하다. 알코올이 오거니즘의 탈수현상을 촉진시키기 때문이다.

아주 심하게 더위를 먹었을 경우에는 응급차를 불러 소생술을 실시해야 한다.

사막에서 살아남기

오거니즘의 온도조절 시스템이 극단적인 상황에서 얼마나 잘 활동하는지를 실험하는 데 최적의 장소는 사막이다. 극심한 대륙성 기후에 덥고 건조한 날씨를 가진 사막에서 살아가는 것은 오늘날 매우 중요한 문제다. 우리가 사는 대륙의 $\frac{1}{4}$이 사막으로 이루어져 있고 매년 20,000평방킬로미터씩 사막의 면적이 늘어나고 있기 때문이다.

1920년대에 아라비아 사막에서는 기록적인 더위가 관측되었다. 기온이 58.8℃까지 올라갔다. 물론 〈그늘〉에서의 온도다! 공기 중의 온도가 〈그늘에서 70~80℃〉라는 보도가 있었지만 그것은 불가능한 이야기다. 우리가 살고 있는 지구에서는 그렇게 온도가 올라갈 수 없기 때문이다.

어쩌면 〈그늘에서의 온도〉라는 것이 이상하게 들릴지 모르겠다. 하지만 기온은 그늘에서만 재도록 되어 있다. 온도계를 태양 직사광선 아래에 놓아두면 그 온도는 온도계가 태양광선 때문에 데워진 상태를 나타내지 그 주위의 온도를 나타내는 것이 아니다. 더운 나라에서 사람들이 흰색 옷을 입는 것을 보게 되는데 흰 옷은 태양광선에 의해 더워지지만 열은 반사한다.

여기서 한 가지 짚고 넘어갈 것이 있다. 만약 공기의 온도가 우리 피부의 온도보다 높아진다면(사막에서는 흔히 볼 수 있는 현상이다) 밖으로 온기를 배출하는 것도 불가능할 것이다. 뜨거운 공기는 몸을 차갑게 만드는 것이 아니라 오히려 더 뜨겁게 만든다. 중앙 아시아에 사는 사람들이 두꺼운 천으로 몸을 감싸는 이유가 바로 여기에 있다. 그런 옷을 입는 이유는 뜨거운 공기로부터 몸을 보호하고 동시에 태양 광선으로부터 피부를 보호하기 위해서이다. 더운 지방에 사는 사람들은 썬탠을 하지 않는다(몸이 뜨거워지거나 태양 광선으로 인해 화상을 입는 것 외에도 흑색종(黑色腫)melanoma과 피부암에 걸릴 수 있기 때문이다). 머리를 보호하기 위해서는 터번을 쓴다. 투르크메니스탄 카마쿰 사막의 경우 낮 기온이 40~43℃일 때 그곳에 사는 사람의 피부 온도는 약 30~32℃이다. 오거니즘의 핵의 온도가 40~43℃까지 올라간다면 얼마나 위험할지 생각해보라!

땀을 내는 것이 몸에 좋을까?

영어로 인사할 때 〈How do you do?〉라고 하듯 아프리카 원주 민들은 인사할 때 〈땀 잘 내고 있죠?〉라고 한다. 실제로 공기의 온 도가 체온보다 높은 지역에서는 땀을 잘 내는 것이 중요하다. 그리고 그런 지역에서는 오거니즘의 온기를 밖으로 배출하는 유일한 방법이 땀을 내는 것이다. 더운 날에는 약 2백만 개의 땀구멍이 작동하고, 오거니즘에서 만들어진 수분의 약 20% 이상이 이들 땀샘을 통해 배 출된다(만약 여러분이 발한억제제를 잘못 사용한다면 땀샘의 활동에 지장을 초래한다).

1그램의 땀을 내기 위해 오거니즘은 약 0.5~0.6kcal를 소비한 다. 더운 곳에서 사람은 약 0.5리터의 땀을 피부 밖으로 내보낸다(폐 에서 약 0.3리터를 더 배출한다). 신장병을 앓는 환자가 덥고 건조한 투르크메니스탄의 휴양소에서 기분 좋게 있을 수 있는 데에는 다 이유가 있다. 그곳에서 충분한 휴식을 취할 수 있기 때문이다. 그리고 사막에서 부는 건조한 바람은 땀을 내는 데 아주 효과적이다(공기의 흐름은 더위를 식히는 데 훌륭한 역할을 한다. 그리고 집을 지을 때도 공기가 잘 통하도록 짓는데 병약한 환자들은 이런 바람을 두려워한다).

하지만 모스크바에서는 영상 30℃만 되어도 견디기가 힘들다. 에어컨이 설치되어 있지 않은 대중교통수단에서는 땀이 증발하는 것이 아니라 몸을 타고 흘러내리는데 이렇게 되면 오거니즘에 필요한 수분만 낭비될 뿐이다.

더울 때는 물을 얼마나
마셔야 할까?

땀을 많이 낸다는 것은 몸의 수분을 많이 사용한다는 것을 의미한다. 오거니즘의 탈수 현상은 사막에서 생활하는 사람들에게는 가장 치명적인 것이다. 이것은 더위를 먹거나 일사병에 걸리는 것보다 더 위험하다! 몸 속 수분의 12~15%를 잃으면 피의 농도가 진해져 기절을 하거나 목숨을 잃게 된다. 사막에서 길을 잃고 헤매는 여행자들의 사망 원인이 바로 이것이다!

탈수증이 얼마나 위험한지 아는 사람은 〈마실 수 있을 만큼 물을 마시게〉 하여 또 다른 위험에 직면하게 된다. 이처럼 잘못된 조언을 따르는 사람은 물을 마시고 싶든 마시고 싶지 않든 손에 쥐고 있는 물병에 입을 갖다 댄다. 아무 이유 없이 규칙적으로 물을 마시는 것은 심장에 무리를 주거나 오거니즘에 필요한 염분을 빼앗는 일이다. 결과적으로 근육의 힘이 약해지고 체온이 올라가서 경련이 일어나게 된다.

오거니즘이 음식을 산화시키는 데 하루 약 2리터의 수분이 필요하다는 사실을 기억하자. 그래서 평소에 수분의 균형을 맞추기 위해서는 하루 약 1.5~2리터의 물을 마셔야 한다. 그것도 순수한 물이 아니라 음식 등에 포함되어 있는 수분까지 합쳐서 그렇다는 것이다. 만약 매우 더운 날씨라면 0.5~2리터, 즉 총 4리터까지 마실 수 있다. 그리고 물을 마실 때는 한꺼번에 마시는 것이 아니라 조금씩 하루 종일 마셔야 한다.

수분의 균형을 맞추는 것은 갈증이다. 하지만 거짓 갈증도 있다는 것을 알아야 한다. 거짓 갈증의 주된 원인은 입의 촉촉한 표면이 마를 때 그것에 대한 신호가 음식과 관련된 뇌 센터로 보내지기 때문이다. 이러한 거짓 갈증을 없애기 위해서는 입 안에 물을 넣고 헹궈야 한다.

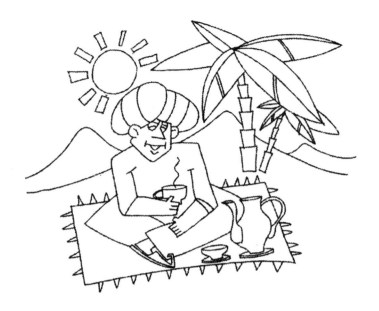

그림 3.5. **철저한 계획을 세워 물을 마시는 것은 인간이 사막에서 살아가는 데 가장 중요한 조건이다**

많은 땀을 흘려 수분을 잃게 되면 우리의 오거니즘은 물을 필요로 한다. 하지만 지나치게 많은 물을 마시게 되면 오히려 더위 때문에 고통을 받는 사람에게 해가 될 수도 있다.

사막에서 살아남기 위한 가장 기본적인 조건은 물을 계획적으로 마시는 것이다. (그림 3.5.) 열대 지방에 사는 사람들은 이것에 대해 아주 잘 알고 있다. 그들은 식사 전에 녹차와 같은 차를 한 잔 마신다.

간단하게 정리해보자.

우리의 오거니즘은 아주 오래 전에 더운 열대 기후에 맞춰 만들어졌다. 그렇기 때문에 안정적이고 편안한 기분을 느끼게 하는 온도가 매우 높다. 즉 영상 26~28℃이다. 하지만 이것은 벌거벗은 사람들에게 해당하는 것이다. 민족의 생존을 위해 투쟁하면서 인간은 추운 지방의 온도에 적응해야 했다. 옷을 입고 집을 지어 낮은 온도에 적응할 수 있었다. 이것들은 없어서는 안 될 문명의 특성이다. 마찬가지로 현대의 옷을 입은 인류는 좀 더 선선한 온도에서 편안함을 느낀다(영상 21~24℃). 오거니즘의 핵의 온도가 약 37℃ 정도 되었을 때 우리는 편안함을 느낀다. 바로 이 온도가 우리 몸 속에서 일어나는 생명활동인 소화효소의 활동에 가장 적당한 온도이다.

인간은 매우 급격한 온도 변화에도 대응할 수 있다. 그리고 이때 인간은 자기 몸 내부의 온도를 일정하게 유지할 수 있다. 한편 더위와 추위 모두 인간의 열교환 시스템에 추가적인 부하를 준다. 인간의 오거니즘은 극한의 추위와 극한의 더위에 완전하게 적응할 수 없다. 몸을 단련하는 것은 물론 좋다. 하지만 그것의 효과는 그렇게 크지 않다. 게다가 지속성도 없다. 만약 추위 또는 더위 속에서 온기를 생산하거나 방출하는 메커니즘이 제대로 작동하지 않는다면 우리 몸 내부의 온도가 변할 것이다. 오거니즘의 핵의 온도가 22~23℃ 미만 이거나 39.5~40℃ 이상이면 삶과 이별하는 것이라고 봐야 한다.

굶주림과
비만 사이

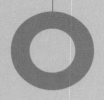

언젠가 텔레비전에서 〈중년을 넘긴〉 한 시골 여자가 4년 동안 음식을 먹지 않고 어떤 에너지를 먹으면서 살았다고 말했다. 이 에너지가 어디서 오는지 그녀는 설명하지 못했다. 하지만 그녀는 아주 건강해 보였다.

과연 인간이 음식을 먹지 않고 살 수 있을까? 굶는 것은 건강에 좋을까 나쁠까? 꼭 먹어야 한다면, 살이 찌지도 않고 빠지지도 않게 먹는 방법은 없을까? 그렇게 하려면 얼마나 먹어야 할까? 이 장에서는 그런 것들에 대해 알아보도록 하자.

먼저 가장 간단한 문제부터 살펴보자. 우리는 왜 시간에 맞추어 먹어야 할까?

무엇이 우리를 먹게 만드는가?

이 질문에 대한 가장 간단한 대답은 '먹고 싶으니까 먹는다'이다. 그렇다면 먹고 싶다는 욕망은 왜 생기는 것일까?

누구나 명치 아래가 살살 아픈 기억이 있을 것이다. 이것은 위가 비어 있다는 신호다. 마찬가지로 뱃속에서 〈꼬르륵〉 소리가 들리기도 한다. 이것은 장에 있던 음식이 모두 소화되었고 다음 음식을 받아들일 준비가 되었다는 신호다.

하지만 음식이 필요하다는 신호 중 가장 중요한 신호는 〈혈액이 차가워진다〉이다. 우리 몸을 데워주는 연료인 탄수화물이 떨어져 혈액 속의 당과 포도당의 농도가 떨어지면 뇌 안쪽에 위치한 시상하부(視床下部)hypothalamus가 자극을 받고 우리는 배고픈 느낌을 갖게 된다. (그림 4.1.)

위와 장에 음식이 가득 차서 혈액이 영양분을 충분히 흡수하면 배고픈 느낌이 사라지고 대신 배부른 느낌이 찾아온다.

가끔 사람들은 배고픈 것과 식욕을 혼동한다. 배고픔은 음식이 필요하다는 느낌이고 식욕은 우리 몸이 음식의 섭취를 조정하는 장치다. 하지만 여기에 아주 중요한 차이점이 있다. 첫째, 러시아 속담에 '식욕은 먹고 있는 동안 온다'라는 말이 있듯이 식욕은 배부른

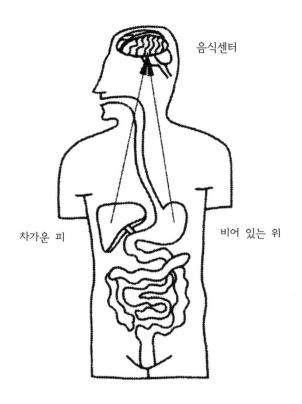

음식센터

차가운 피

비어 있는 위

그림 4.1. **배고픔을 느끼는 주요 원인**

비어 있는 위의 수용기와 혈액으로부터 당도가 빠져나가는 등 혈액의 화학적 성분에 대해 반
응하는 수용기로부터 나오는 신호에 의해 인간은 먹는 것에 대한 강한 충동을 느끼게 된다.

사람에게도 나타난다. 그리고 식욕은 맛있는 음식을 보거나 그 냄새
를 맡아도 나타난다. 그렇기 때문에 장님이 코감기에 걸리면 식욕이

감퇴하는 것이다. 둘째, 인간은 식욕이 없어도 먹을 수 있다. 만약 그 사람이 매일 일정한 시간에 식사를 하거나 건강한 삶을 위해 먹어야 한다는 것을 깨닫는다면 말이다.

이것들에 대해서는 나중에 다시 이야기하기로 하고 지금은 많은 사람이 관심을 가지고 있고 또 인류 전체에게 커다란 의미가 있는 것에 대해 이야기하겠다. 그것은 바로 굶주림이다.

어떻게 굶주림이 세상을 지배할까?

흔히 〈사랑과 굶주림이 세상을 지배한다〉라고 말한다. 그렇다, 사랑이 없었다면 인류는 멸망하고 말았을 것이다. 하지만 굶주림도 세상을 지배하는 그룹에 속한다. 식량을 얻기 위한 투쟁의 과정에서 인류는 온갖 불편함을 겪어야 하는 지역을 포함하여 지구상의 거의 전 지역에 퍼져 살고 있는 것이다.

2세기 전에 유명한 경제학자 토마스 맬서스가 살았다. 그는 지구의 인구가 빠른 속도로 늘어나는 것에 관심을 가졌다. 인구의 증가 속도는 사람들이 살아가는 데 필요한 물자, 즉 식량의 증가 속도보다 훨씬 빠른 속도로 증가한다고 보았다. 맬서스는 이러한 과정을 조절하는 것이 전염병과 전쟁, 즉 굶주림이라고 말했다. 실제로 1800년대에 지구의 인구는 10억 명을 넘지 않았다. 하지만 2000년대에 지구의 인구는 60억 명을 넘어서고 있다! 이 기간 동안 셀 수 없이 많은 사람이 기아로 죽었고, 기아로 인해 인구 이동이 일어났으며 여러 사회가 붕괴되었다.

하지만 우리는 인구증가 문제를 사회학적 시각에서 다루지는 않을 것이다. 게다가 현대에 와서 선진국들의 인구 증가율이 상당히 둔해졌다. 전문가들의 의견에 따르면 2025년에 지구의 전체 인구는 약 130~140억 명이 될 것이라고 한다. 지금 이 순간에도 수억 명의 인구가 기아에 시달리고 있으며 특히 인구폭발 현상population explosion이 계속되고 있는 제3세계 국가에서는 수백만 명의 사람들이 매년 기아로 죽어가고 있다.

굶주리는 사람들 중에는 〈불완전하게 굶주리는〉 사람들도 있다. 즉 기아에 허덕이는 사람들이 가끔 아주 적은 양의 음식을 먹게 되는 것이다. 아이러니하게도 이렇게 불완전하게 굶주리는 것이 완전하게 굶주리는 것보다 훨씬 더 힘들다고 한다. 왜냐하면 아주 적은 양의 음식이라 해도 일단 식도를 통해 들어오면 우리의 뇌는 〈음식을 받을 준비〉를 하기 때문이다. 하지만 음식을 완전하게 공급하지 않으면 우리의 뇌가 제대로 작동하지 않게 되고 사람은 먹고 싶은 생각을 하지 않게 된다.

음식을 먹지 않고 얼마나
견딜 수 있을까?

이 장 첫머리에서 이야기했듯이 4년 동안 아무것도 먹지 않은 여자가 있다. 인간이 음식을 먹지 않고 65~70일을 살 수 있다는 것을 증명한, 인도와 중국의 금식자들도 있다. 기록에 따르면 1860년대에 러시아 병사 세 명이 바다에서 표류하면서 60일 동안 아무것도 먹지 않았다고 한다. 그러므로 예수의 40일간의 금식은 그렇게 놀라운 기록이 아니다.

음식을 전혀 먹지 않는다면 우리 신체에 어떤 일이 벌어질까?

처음 2~3일 동안 인간은 몸이 약해지고 먹고 싶은 욕망으로 괴로워한다. 하지만 식욕이 점점 사라져 버린다. 몇몇은 몸이 가벼워지고 머리가 맑아진다고 한다. 그리고 육체적인 작업 능력도 보존이 된다. 힘든 일을 하더라도 배고픔을 참을 필요 없이 3일 동안 아무것도 먹지 않을 수 있다고 한다. 금식을 하게 되면 처음에는 근육과 간에 축적되어 있는 〈연료〉인 탄수화물을 태워 사용하게 된다.

그 후에 오거니즘의 리저브인 지방을 태우게 된다. 처음에는 피부 밑에 있는 지방 세포를 사용하고 그 다음에는 우리 기관을 감싸고 있는 지방 섬유를 사용한다. 지방이 완전히 없어지는 것이다. 그렇게

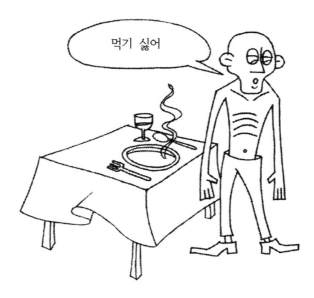

그림 4.2. **오랜 기간 굶게 되면 나타나는 현상**

몇 주일 또는 몇 달 동안 굶게 되면 오거니즘의 에너지원이 모두 고갈된다. 처음에는 탄수화물과 지방이 그리고 마지막에는 오거니즘의 단백질이 고갈된다. 결과적으로 내부 기관이 손을 볼 수 없을 정도로 변하게 되는 것이다. 배고프다는 감각은 처음 며칠이 지나면 없어진다.

되면 인간은 〈얼굴부터〉 마르기 시작하고 작업 능력도 떨어지게 된다. 금식을 하는 사람은 몸이 약해지고 무감각해지며 때때로 불안감에 사로잡힌다.

그리고 마지막에 가서 오거니즘은 자신의 단백질을 마지막 연료로 생각하고 사용하게 된다. 영양부족으로 인한 부종이 생기고, 단백질 부족으로 인한 기아부종(飢餓浮腫)hunger edema이 생긴다. 살아 있는 모든 세포가 단백질로 형성되어 있기 때문에 결과적으로 모든 기관의 활동이 저해된다. 위와 장을 비롯해서 내부 기관들의 부피가 점점 작아지다가 마침내는 완전히 위축되어 버린다. 근육은 $\frac{1}{3}$ 정도로 부피가 줄어들고, 뼈는 15%, 인체에서 가장 중요한 기관인 심장과 뇌는 그 부피가 30~40% 줄어든다. 몸무게는 약 40~50% 또는 그 이상 줄어든다. 독일의 나치가 만든 폴란드의 감옥 오스벤찜에서 기적적으로 살아난 한 여자는 몸무게가 65킬로그램이었는데 이전보다 40킬로그램이나 빠진 것이라고 한다.

세포가 파괴되면 어쩔 도리가 없기 때문에 굶는 사람은 명이 다했다고 말할 수 있다. 단백질이 없어지면 오거니즘은 스스로를 파괴하기 시작한다. 이런 현상은 혈액 내에 해로운 물질들이 생기는 것으로 알 수 있다. 체온이 떨어지고 기분이 몹시 우울해진다. 지적 능력은 마지막 순간까지도 정상적으로 작동할 수 있다. 하지만 굶주리는 사람들 대부분에게서 정신분열증이 나타난다.

사람에 따라 이 과정이 나타나는 시간이 다르다. 물론 몸에 많은 지방을 가진 사람의 경우 똑같은 조건에서 그렇지 않은 사람보다 오래 버틸 수 있다. 여자와 노인은 청·장년기의 남자보다 훨씬 오래 굶주림을 견딜 수 있다. 오거니즘이 성장하고 있을 때는 음식 부족에 대해 훨씬 더 민감하게 반응하기 때문이다.

일반적인 원칙은 아주 간단하다. 굶을 경우 물질대사가 많으면 많을수록 인간은 빨리 죽는다.

단식이 오거니즘을 청소해준다?

굶은 사람이 천천히 죽어가는 장면이 잘 떠오르지 않는다면 왜 무분별한 단식이 치료에 도움이 안되고 오히려 치명적인 위험이 되는지 좀 더 자세히 설명해 보겠다.

언젠가 〈기적의 단식〉이 폴 브래그와 허버트 셀턴에 의해 커다란 반향을 일으킨 적이 있다. 셀턴은 "건강한 오거니즘은 며칠, 몇 주, 그리고 두세 달 동안 음식 없이 살 수 있도록 영양분을 비축하고 있다"고 말했다. 〈두세 달〉 동안 견딜 수 있다고 말하는 것은 사실 무책임한 말이다! 건강한 사람이라 해도 3개월씩이나 음식을 먹지 않고 견딜 수는 없다. 여러 가지 이유로 단식을 하는 정치인들을 보면 그 이유를 알 수 있을 것이다.

하지만 브레그와 그 추종자들은 〈오거니즘을 청소하는 과학적 방법〉을 발표하면서 단식이 건강에 큰 도움이 되고 많은 병을 고칠 수 있으며, 사람을 젊어지게 하고 수명을 늘려준다고 주장한다.

오거니즘을 청소할 필요가
있을까?

몇몇 치료사들은 인간의 몸이 대사 작용의 찌꺼기 때문에 항상 더럽혀지고 있다고 말한다. 하지만 〈대사 작용의 찌꺼기〉는 결코 우리 몸에 쌓이지 않는다(치료사들은 의학이 아닌 금속학에서 이 개념을 가져왔다). 물론 음식물은 대사작용을 통해 계속해서 찌꺼기를 만들어 낸다. 하지만 이 찌꺼기는 계속해서 밖으로 배출된다. 이 과정은 매우 자연스럽게, 더 정확하게 말해서 다양한 방법으로 이루어진다.

오거니즘을 청소하는 방법 중 가장 중요한 것은 신장 활동이다. 약 4분에 한 번씩(즉 1시간에 15회!) 우리의 혈관을 통과하는 모든 것이 신장에서 청소된다. 이때 신장에서는 소변과 단백질 등의 대사 물질과 물과 염분의 잉여분을 분리해낸다. 이 과정에서 땀선도 아주 작은 역할을 한다. 동시에 소화기관에서는 완전하게 소화되지 못한 음식의 찌꺼기가 장에 머물고 그 장의 벽을 통해 독성이 있는 대사 작용의 부산물이 쌓인다. 이 때 가장 중요한 역할을 하는 것이 간이다. 위와 장에서 빨아들인 것을 포함하여 모든 혈액이 간을 지나간다. 간은 독소를 제거하고 사용할 필요가 없거나 독성이 있는 물질을 밖으로 배출한다. 그리고 마지막으로 폐를 통해, 음식이 소화되면서 생기는 탄산가스를 포함하여 여러 가지 날아다니는 분자(알코올 분해물을 포함해서)들을 공기 중으로 배출한다.

이런 식으로 우리의 오거니즘은 필요 없고 해로운 물질을 청소하는 훌륭한 시스템을 가지고 있다. 그렇기 때문에 다른 방법으로 오거니즘을 청소할 필요가 없는 것이다. 우리 몸 속에는 어떤 찌꺼기도 남아있지 않고 쌓이지도 않는다. 대사 활동에 문제가 있는 환자를 치료하기 위한 〈오거니즘 청소〉에는 특별한 기구가 사용된다.

결과적으로 단식이나 관장 등의 방법으로 득을 보는 사람은 순진한 환자들에게 시술을 하고 적지 않은 돈을 챙기는 치료사뿐이다.

폴 브래그의 실수

〈기적의 단식법〉으로 돌아가자. 이 단식의 가장 중요한 목표는 〈우리의 오거니즘을 깨끗하게 하는 것〉이다. 3~5주 동안 단식을 한 폴 브래그는 〈오거니즘에 쌓여있는 독소를 제거〉하는 방법에 대해 다음과 같이 썼다.

"전문가는 신장이 독소를 어떻게 제거하는지 살펴볼 것이다. 전문가는 여러분의 소변을 하루에 몇 번씩 검사한다. 소변에서 너무 많은 독 성분이 나오면 신장에 과부하가 걸렸다는 것이므로 단식을 곧바로 중단해야 한다."

하지만 실제는 브래그가 생각했던 것과 전혀 다르다. 단식을 하는 사람의 소변에서 독 성분이 나오는 것은 독 성분이 너무 많이 쌓여 있다는 신호가 아니라 오랫동안 음식물이 체내로 들어오지 않아 오거니즘이 섬유조직을 분해하고 그 결과로 생기는 분비물을 내보낸다는 신호다!

브래그는 계속해서 다음과 같이 쓰고 있다.

"나에게 배운 사람 중에는 의사의 도움 없이 30일 이상 단식을 한 사람들이 많다." 실제로 그런 일이 있었다면 우리는 이것을 〈위험한 짓〉이라고 단언할 수 있다.

이렇게 이야기하는 이유는 독자들이 그런 바보 같은 단식을 하지 않기를 바라는 마음에서다. 〈기적의 단식법〉은 그 학문적 근거가 매우 의심스럽다. 농담을 좋아하는 사람들은 단식을 하면 마조히스트가 된다고 말한다. 무엇보다 단식은 〈비전통적 의술〉로 이익을 얻는 것에 지나지 않는다.

장기간 동안의 단식은 오직 치료의 목적으로만 그리고 의사의 조언하에서만 이루어져야 한다. 이런 단식을 치료 단식이라고 한다.

또한 단식을 할 때는 시작하고 끝낼 때 특히 세심한 주의를 기울여야 한다. 왜냐하면 정기적으로 음식물을 처리하는 기관은 한 순간에 작동을 멈출 수 없기 때문이다. 그리고 단식을 끝내고 음식물을 섭취할 때도 아주 조심해야 한다. 장이 뒤틀려 죽음에 이르는 경우도 많기 때문이다. 모스크바에 사는 한 여자가 이런 이유로 유명을 달리했다. 단식을 하는 동안 그녀의 위는 작동하지 않았는데 단식 후에 음식물을 섭취할 때 제 기능을 발휘하지 못했기 때문이었다. 이 경우에는 응급조치도 소용이 없었다.

의사의 조언이 없는 장기간 단식은 절대 해서는 안 된다. 치료를 목적으로 하는 단식도 단기적으로, 그것도 일이 많지 않을 때 해야 한다. 단기간 동안 단식할 때는 미네랄 워터나 과일 주스를 마신다.

무엇 때문에 다이어트를 하는 것일까? 대부분의 경우 몸무게를 줄이고 날씬해지기 위해서이다.

살 빼기

이 장의 처음에서 우리는 아무것도 먹지 않는 것뿐만 아니라 충분히 먹지 않는 것도 위험하다는 이야기를 했다. 하지만 현재 선진국에서는 정반대의 것, 즉 과식에 대한 관심이 커지고 있다. 정확히 말해서 과식 자체에 관심이 있는 것이 아니라 비만에 관심이 있는 것이다. 비만은 음식을 더 많이 먹으려는 욕망을 일으키는 중요한 원인(유일한 원인은 아니다)이 되고 있다.

미국의 경우 비만에 걸린 사람이 전체 인구의 $\frac{2}{3}$ 를 차지한다. 비만은 흡연과 함께 조기 사망의 주된 원인으로 꼽히고 있다! 그래서 전문가들은 지금까지 미국인들이 장수를 자랑해 왔지만 앞으로 수명이 점점 줄어들어 10년 후에는 평균 수명이 지금보다 5년 줄어들 것이라고 한다. 그러므로 이 문제는 진지하게 고민할 필요가 있다고 본다.

서점에 가면 비만 문제를 다룬 책들이 수백 종에 달하고 그중 많은 책들이 똑같은 문장, 즉 '어떻게 살을 뺄까……'라는 문장으로 시작된다는 것을 알 수 있다.

여기서 우리는 확실하게 증명된 사실과 전문가들의 조언에 근거하여 가장 근간이 되는 네 가지 질문을 던져 보겠다.

- 비만이란 무엇인가?
- 사람은 왜 필요 이상으로 살이 찔까?
- 비만으로 나타나는 나쁜 현상이란 어떤 것인가?
- 비만을 예방하기 위해서는 어떻게 해야 하는가?

어떤 몸무게가 평균이고
어떤 몸무게가 비만일까?

과체중은 체중이 평균보다 아주 많은 경우를 말한다. 그렇다면 평균 체중은 어떻게 계산하는 것일까?

평균 체중을 알아보는 가장 쉬운 방법은 키(센티미터)에서 100을 빼는 것이다. 하지만 이런 방법은 개인의 몸의 특성을 전혀 고려하지 않은 것이며 그 범위도 지나치게 넓다. 뼈가 굵은 사람은 보통 굵기의 뼈를 가진 사람이나 가는 뼈를 가진 사람보다 평균 체중이 더 나가야 한다. 게다가 남자는 같은 키의 여자보다 체중이 적게 나간다.

평균 체중을 분류하기 위해 체중 지수를 알아보자. 체중 지수를 구하는 방법은 체중(킬로그램)을 키(미터)의 제곱 값으로 나누어주는 것이다.

$$체중\ 지수 = \frac{체중}{키^2}$$

예를 들어 어떤 사람의 체중이 68킬로그램이고 키가 172cm (1.72m)라면 그의 체중 지수는

$$\frac{68}{1.72^2} = \frac{68}{2.96} = 23.0$$

이상적인 체중은 체중 지수가 18.5∼24.5일 경우이다.

독자 여러분도 자신의 체중 지수를 알아보기 바란다. 혹시 복잡한 계산을 하고 싶지 않은 사람이 있을지 몰라서 아래의 표를 첨부한다. 이 표를 통해 자신의 키에 맞는 이상적인 체중을 대충 알 수 있을 것이다.

키에 따른 이상적인 체중의 범위

키, cm	체중, kg
160	47∼63
165	50∼67
170	54∼71
175	57∼75
180	60∼79
185	64∼84

여기서 뼈가 가는 사람의 평균 체중은 낮은 쪽 체중에 가깝고 뼈가 굵은 사람의 체중은 높은 쪽 체중에 가깝다.

그럼 이제 여러분의 체중이 평균 이상으로 나왔을 때 그것이 무엇을 의미하는지 알아보도록 하자.

체중 지수가 25 ～ 30(평균 체중보다 약 10킬로그램 더 나오는 경우)이 나왔을 때는 약한 비만이고 이때 특정한 병증이 나타날 수 있다. 체중 지수가 30 ～ 35(1단계 비만), 35 ～ 40(2단계 비만) 그리고 40 이상 (3단계 비만)이 되면 그럴 가능성이 더 커진다.

비만의 단계는 다음과 같이 정의할 수 있다. 1단계 비만은 체중이 평균 체중보다 10 ～ 29%, 2단계 비만은 30 ～ 49%, 3단계 비만은 50 ～ 99%, 4단계 비만은, 말하기도 무섭지만, 100% 이상, 즉 두 배 이상 더 나가는 경우이다.

비만을 분류하는 더 간단한 방법은 프랑스 사람들이 오랫동안 사

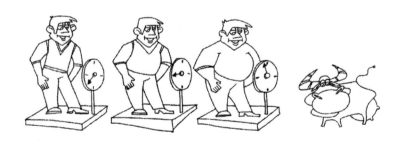

그림 4.3. **프랑스인들의 3단계 체중 분류법**

첫 번째 단계는 다른 사람들이 부러워하는 단계, 두 번째 단계는 다른 사람들이 웃는 단계,
세 번째 단계(뿔 달린 가축들의 체중을 다는 저울로 체중을 재야 하는 단계)는 다른 사람들
이 측은하게 생각하는 단계다.

용해온 방법인데, 첫 번째 단계는 체중을 재고 싶어지는 단계이고, 두 번째 단계는 웃음을 유발하는 단계, 세 번째 단계는 위로를 유발하는 단계이다. 이러한 분류법이 얼마나 그럴듯한지에 대해서는 여러분들 스스로 평가하기 바란다. 이상적인 체중은 당시 사회의 미적 감각에 따라 많이 변한다. 루벤스의 그림 속에 나오는 미인들은 현대의 슈퍼모델들과 큰 차이를 보인다. tempora mutantur, etnos mutamur in illis!(시간이 변하면서 우리도 시간과 함께 변한다!)가 진실인 것이다.

과체중은 비만을 의미한다. 즉 우리 몸 속에 남아도는 지방이 많다는 것을 의미한다. 전문가들은 특수 장비를 이용해 특정 신체 부위의 두께를 측정함으로써 그 사람의 체중 중 몇 %가 지방인지를 알아냈다. 평균은 약 20%인데(여자는 조금 더 많다) 뚱뚱한 사람의 경우 체중에서 지방이 차지하는 비율이 40% 또는 그 이상일 경우가 많다.

과체중이 생기는 이유

과체중의 가장 큰 원인은 과식이다. 더 정확하게 말해서 우리의 오거니즘에 필요한 에너지 이상으로 칼로리를 섭취하기 때문이다.

에너지 소비량은 그 사람이 어떤 일을 하느냐에 따라 달라진다. 정신적인 일을 주로 하는 사람의 경우 하루에 약 2,000Kcal의 에너지를 소비하고 육체적으로 힘든 일을 하는 사람의 경우 5,000Kcal의 에너지를 사용한다(표를 보라).

하는 일의 힘든 정도에 따른 1일 에너지(Kcal) 소비량

몸무게	쉬운 일	보통 일	힘든 일	아주 힘든 일
60kg	2,500	3,000	3,500	4,000
70kg	2,900	3,400	4,200	4,800
80kg	3,300	3,800	4,800	5,400

현재 판매되고 있는 식품의 경우 칼로리의 양이 표시되어 있으므로 하루에 얼마나 많은 양의 칼로리를 소비하는지 쉽게 계산할 수 있다.

그렇다면 왜 우리는 우리의 오거니즘이 필요로 하는 것보다 더 많이 먹는 것일까?

앞에서 이야기했듯이 음식물 섭취를 조절하는 것은 식욕이다. 하지만 이 조절기가 망가질 수도 있다. 이유는 나쁜 습관과 가족적, 사회적 전통, 패스트푸드의 선전 등이다.

어떤 사람은 무료함을 달래기 위해 무언가를 먹는다. 심지어 흥분하면 마구 먹어 치우는 사람도 있다. 본능적으로 스트레스를 해소하는 것이다. 그리고 신경성 폭식증bulimia에 걸려서 고생하는 경우도 있는데 헐리우드 여배우 제인 폰다가 그런 경우다.

그녀는 "나는 마구 먹어댔다. 스스로에게 그만 먹으라고 명령했지만 그건 정말 쉽지 않은 일이었다. 알코올중독자가 술을 끊는 것만큼이나 어려운 일이었다"라고 그녀는 말했다.

무엇보다 위험한 것은 어린 아이들을 과식하게 하는 것이다. 부모님과 할아버지 할머니, 그리고 손님들은 통통한 아이의 모습을 좋아한다. 하지만 이 통통한 모습이 나중에는 전혀 손을 쓸 수 없는 엄청난 모습으로 변할 수도 있다. 왜냐하면 아이들의 피부 아래와 간, 근육 그리고 신장 주위에 형성된 필요 없는 지방 섬유는 평생 남을 뿐만 아니라 계속해서 음식을 공급해주어야 한다. 바로 여기에서 과식하는 사람들의 식욕이 생기는 것이다.

이상적인 체중을 유지하기 위해서는 질적인 측면에서 음식물의 섭취를 조절하는 것이 중요하다. 독자 여러분은 지방을 많이 섭취하면 몸에 해롭다는 것을 잘 알고 있을 것이다. 왜냐하면 지방은 우리가 먹는 음식 중에서 칼로리가 가장 많은 것이기 때문이다. 하지만 정작 비만의 원인은 달콤함을 주는 탄수화물일 수도 있다. 탄수화물의 양이 지나치게 많으면 남아도는 탄수화물이 지방으로 변하고 몸구석구석에 남게 되어 지방 못지 않게 우리의 몸매를 망가뜨린다. 특히 잠 자기 전에 먹는 밀가루 음식과 단 음식은 매우 나쁘다. 밤에 당의 여유분이 지방으로 변하기 때문이다. 만약 단 것이 매우 먹고 싶다면 아침에 먹어라. 아침에 먹는 당분은 그날 하루 동안 에너지로 변할 수 있기 때문이다.

과식만이 비만의 원인일까?

아이러니하게도 비만의 원인은 과식뿐만이 아니다. 영양부족도 비만을 유도한다. 정확하게 말해서 음식의 질적인 측면에서 잘 못 먹게 되면 비만이 초래된다. 만약 어떤 사람이 빵이나 감자 같은 가장 싼 음식만을 가지고 살아야 할 경우, 그의 오거니즘에는 단백질 부족 현상이 일어나는 동시에 지방으로 변하는 탄수화물의 양이 지나치게 많아진다. 구 소련 당시에는 국민에 대한 식량 공급이 원활하게 이루어지지 않았다(특히 고기를 사는 것은 힘든 일이었다). 그래서 사람들은 농담으로 두 가지 문제가 항상 걱정된다고 했다. 첫 번째는 〈어디서 식품을 살 수 있을까?〉이고 두 번째는 〈어떻게 살을 뺄까?〉였다.

비만이 생기는 또 하나의 원인은 앉아서 일하는 것, 더 정확히 말해서 운동부족이다. 현대 문명이 야기하는 불행에 대해서는 제1장에서 자세하게 이야기한 바 있다. 운동 부족과 과식, 즉 에너지를 적게 사용하고 불필요한 칼로리를 섭취하는 것이 과체중의 직접적인 원인이다. 하지만 게으름뱅이와 대식가를 동일한 사람으로 간주해서는 안 된다.

왜냐하면 사람들 중에는 대사 작용을 아주 경제적으로 하는 경우가 있으며, 몸의 세포들은 음식물을 보관하는 것을 좋아하고 그것을 사용하는 것을 꺼리는 경우도 있다. 그러므로 인간이 뚱뚱해지면 뚱뚱해질수록 그의 근섬유는 지방과 헤어지기 어려워진다. 이러한 파괴는 유전될 수도 있다(〈네 아내가 어떻게 될지 알고 싶다면 장모님을 봐라〉라고 이야기하는 것에는 그럴 만한 이유가 있다). 하지만 나이가 들면서 내분비선의 작동이 잘 안되고 호르몬이 변하여 살이 찌는 경우도 있다. 여자의 경우 아기를 낳은 후나 폐경기에 그렇게 되는 경우가 많다. 이때 여자들의 피부 아래쪽에 지방이 급격하게 쌓인다.

얼마 전에 학자들은 지방섬유가 렙틴leptin 이라는 특수한 호르몬을 만들어낸다는 사실을 밝혀냈다. 혈액과 함께 뇌로 가는 렙틴은 복잡한 메커니즘을 통해 배고프다는 느낌을 없애준다. 그래서 렙틴을 〈안정감을 주는 호르몬〉이라고도 한다. 이런 식으로 우리의 식욕은 조절된다. 그렇기 때문에 다이어트를 하는 사람이 더 이상 참지 못하고 음식을 먹게 되는 것은 식욕을 참을 수 있는 메커니즘이 붕괴

되기 때문이다.

한 사람에게 다양한 요소가 한꺼번에 나타나는 경우가 있다. 예를 들어 비만의 가능성이 높다거나, 유전과 대사 활동의 병력이 있고, 움직임이 적은 생활을 하며 올바르지 못한 식생활을 하는 경우이다. 한마디로 이것은 크나큰 불행이다. 예를 들어 미국인 파트릭 듀얼은 42세에 거의 0.5톤에 달했고(뿔 달린 짐승의 무게를 재는 저울을 이용해 체중을 쟀다) 다른 사람의 도움 없이는 움직일 수 없었다. 그는 당뇨, 대상부전(代償不全)cardiac decompensation, 관절염 등 비만 때문에 생기는 온갖 질병으로 괴로워했다. 그의 아버지와 할아버지도 각각 130kg 이상 나가는 거구였다. 게다가 파트릭은 무엇이든 잘 먹는 대식가였고, 패스트푸드에 대한 갈망이 뜨거웠다. 한번은 그가 병원에서 다이어트를 하게 되었는데 하루 1,200kcal에 해당하는 음식만을 섭취했다. 그리고 그의 체중이 눈에 띄게 줄었을 때 의사가 위를 꿰매는 수술을 시행했다(비어 있는 위도 배고픔을 일으키는 원인 중 하나라는 것을 기억하자).

또 다른 미국인인 존 브라우어 미노크는 세계에서 가장 무거운 사람으로 기네스북에 올랐는데 당시에 그의 몸무게는 635kg에 달했다. 택시 운전사였던 그 또한 혼자서 몸을 움직일 수 없게 되자 열세 명이 힘을 합쳐 그를 돌아눕게 만들기도 했다. 그는 또 하나의 기록을 세웠는데 그건 바로 16개월 동안 419kg을 뺐다는 것이다. 하지만 이것이 미노크를 정상적으로 살도록 도와주지는 못했다. 그는 34세의 나이에 세상을 떠났다. 그의 오거니즘은 이미 다르게 변해있 었던 것이다.

과체중의 대가

비행기를 타려고 보딩을 할 때 여러분의 화물이 항공사에서 서 비스로 주는 화물 무게를 초과한다면 여러분은 초과된 무게에 대해 1kg단위로 추가 요금을 지불해야 한다. 미국의 한 항공사는 승객들 의 평균 체중이 4kg 늘어 최근 1년 동안 2억6천5백만 달러의 손해 를 보았다고 한다. 그럼에도 불구하고 아직은 〈살아 있는〉 추가 무게 에 대해서는 돈을 받지 않고 있다. 왜냐하면 그가 뚱뚱해진 것이 죄 는 아니라고 보기 때문이다. 하지만 우리는 자기 자신의 과체중에 대 해 스스로 대가를 지불하고 있다. 아주 특별한 계산법으로 대가를 지불하고 있는 것이다. (그림 4.4.)

과체중이 전혀 해롭지 않은 것은 아니다. 과체중은 혈액순환, 호 흡 등의 기능에 추가적인 부하를 준다. 모두가 알다시피 뚱뚱한 사 람의 육체적 작업 능력은 낮다. 그런 사람은 빠르게 걷기만 해도 숨

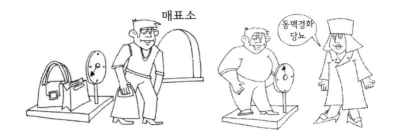

그림 4.4. 과체중에 대한 비용

만약 수화물의 무게가 평균을 넘어선다면 여러분은 1kg 단위로 추가 요금을 지불해야 한다. 하지만 우리의 오거니즘이 과체중 때문에 지불하는 비용은 이것과 비교도 안 될 만큼 높다. 심혈관계에 부하가 생기고, 작업능력이 감퇴하고, 당뇨병이 생길 수 있다.

을 헐떡일 정도로 움직이는 것이 쉽지 않다.

흔히 로마의 검투사들을 근육이 많은 초인이었을 것이라고 생각하기 쉽다. 하지만 실제로 이들 검투사들은 두꺼운 지방으로 무장하여 적을 겁에 질리게 만드는 뚱뚱보들이었다. 이들 검투사들은 엄청난 양의 탄수화물을 먹어댔던 것이다.

과체중은 심혈관계cardiovascular system에 가장 큰 무리를 준다. 불필요한 섬유질에도 혈액이 필요하기 때문이다. 무거운 몸을 움직이려면 심장이 추가적인 작업을 해야 한다. 중요한 것은 비만이 혈액속에 있는 콜레스테롤의 양을 높이고 이것이 아테롬성 동맥 경화증

atherosclerosis과 동맥 내 프라그 형성의 원인이 된다는 것이다. 이는 곧 심근경색myocardial infarction(심장 근육에 연결된 동맥의 색전증(塞栓症)embolism) 과 뇌졸중stroke(뇌로 향하는 혈관의 색전증 또는 파열)이 머지않았다는 것을 의미한다.

그리고 과체중은 현재까지 불치의 병으로 남아 있는 당뇨병의 발생을 촉진시킨다. 실제로 대부분의 당뇨병 환자들은 과체중인 사람들이다.

뚱뚱한 사람들을 놀라게 하고 싶지는 않다. 하지만 항상 과체중을 막을 수도 없고 또 항상 그렇게 하려고 노력할 이유도 없다. 만약 가능하다면 우리는 비만과 그로 인해 생기는 질병을 막으려고 노력해야 할 것이다.

필요 없는 살 빼기

살을 빼는 가장 쉬운 방법이 굶는 것이라고 생각하기 쉽다. 하지만 여기에는 쉬운 만큼 위험이 도사리고 있다. 우리는 앞에서 장기간 단식이 얼마나 해로운지에 대해 이야기했다. 하지만 단기간 단식(1~3일)을 하는 것 또한 위험하지는 않지만 좋은 결과를 가져올지는 의심스럽다. 오거니즘은 잃어버린 체중을 신속하게 되찾을 뿐만 아니라 잃어버릴 것을 생각하고 미리 비축해 둔다. 흥미로운 것은 오거니즘이 비축해 두는 체중의 양이 바로 여러분이 빼고 싶어 하는 만큼의 무게라는 것이다!

여러 대중매체가 다양한 다이어트 방법을 소개하고 있다. 예를 들어 미국에서는 수천 가지의 새로운 다이어트 방법이 소개되고 있고 과체중인 사람의 숫자도 놀라운 속도로 늘고 있다. 〈신속하고 영원히 살을 뺀다〉 또는 〈1주일에 10 ~ 15kg을 뺀다〉라는 말에 절대 속아서는 안 된다. 빨리 살을 빼면 그만큼 빠르게 다시 살이 찐다. 인간의 대사활동이 매우 안정적이어서 그것을 변화시키는 일은 결코 쉬운 일이 아니다.

우리에게는 평범한 두 가지의 방법, 즉 몸무게를 줄이는 데 큰 효과가 있을 뿐만 아니라 줄어든 몸무게가 다시 늘지 않도록 하는 방법이 있다. (그림 4.5.) 그것은 다음과 같다.

• 육체적 운동(정신적 운동을 포함해서)
• 균형 잡힌 식사

근육을 움직여 자신의 몸매를 유지하고 체중이 느는 것을 막는 방법에 대해서는 이미 첫 장에서 이야기한 바 있다. 한 가지 덧붙인

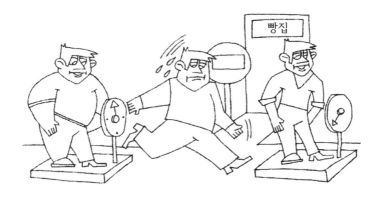

그림 4.5. **과체중에서 벗어나는 효과적인 방법**

비만(병이 아닌 경우)과의 전쟁에서 원칙적으로 새로운 방법은 없다. 많이 움직이고, 과식하지 않고, 고칼로리 음식을 피하는 것이다. 그리고 거기에 한 가지 덧붙일 것은 〈신속하게 영원히 살을 뺀다〉는 말에 현혹되지 말라는 것이다.

다면, 몸에 쌓여 있는 지방을 제거하기 위해서는 사지에 적당한 무게를 실어주는 육체적 운동, 즉 아령을 이용한 운동을 해야 한다. 하지만 가장 간단한 방법은 저녁 식사 후에 한 시간 동안 산책하는 것이다.

　과식을 하면 게을러진다. 그리고 바쁘게 일하다 보면, 비록 그것이 정신적인 노동이라 해도, 〈뭐 먹을 게 없나〉 하고 찾는 일이 적어지고 결과적으로 아무 일도 하지 않을 때보다 덜 먹게 된다.

하지만 비만을 막는 가장 효과적인 방법은 뭐니 뭐니 해도 〈균형 잡힌 식사〉다.

사람은 하루에 몇 번을 먹어야 할까?

우리는 단백질이 우리 몸의 세포를 구성하는 재료라는 것, 탄수화물은 에너지원인 연료, 지방은 에너지 자원인 동시에 세포를 구성하는 재료로 사용된다는 것을 잘 알고 있다. 국제보건기구에 따르면 성인은 하루에 약 100g의 단백질을 필요로 한다(이것은 반드시 필요하다. 다른 어떤 것도 이것을 대신할 수는 없다!). 그리고 거의 비슷한 양의 지방과 탄수화물을 필요로 한다. 될 수 있으면 많은 양의 칼로리를 단백질로부터 공급받으면 좋다. 왜냐하면 단백질을 분해하기 위해서는 지방이나 탄수화물을 분해하는 것보다 더 많은 에너지가 필요하기 때문이다.

적당한 양의 칼로리는 이미 말한 대로 여러분이 사용하는 에너지의 양이 얼마인가에 따라 달라진다. 만약 여러분이 육체적으로 힘든 일을 하는 사람이 아니라면 대부분의 경우 2,000~2,500kcal 정도가 필요하다. 식료품 포장지에는 그 식료품 속에 함유되어 있는 칼로리의 양이 표시되어 있다. 계산기만 있으면 되는 것이다.

환자의 몸에 부착시켜 매 분 단위로 소비하는 칼로리의 양이 얼마인지 알아보는 센서도 있다. 이렇게 받은 정보를 컴퓨터에 입력시켜 개인적인 다이어트 프로그램을 만들 수도 있다. 이렇게 하면 일정한 기간 동안 계획적으로 몸무게를 줄일 수 있다(예를 들어 오거니즘이 매일 1,850kcal를 소비할 경우 하루 1,200kcal를 소비하면 한 달에 5~9kg의 살을 뺄 수 있다).

하지만 한 가지 지적해야 할 것이 있다. 평소에 건강한 사람은 자신이 소비하는 칼로리의 양이 얼마나 되는지 일일이 계산할 필요가 없다. 첫째, 오거니즘이 스스로 조절하고 받아들이는 음식의 양을 결정한다. 둘째, 여러분에게 필요한 칼로리의 양이 얼마인지 아주 정확하게 계산할 수 없다. 위에서도 이야기했듯이 정확한 계산은 연구소나 병원에서 특수한 장치를 이용해서 하기 때문이다. 이런 경우에는 가끔 자신이 많은 칼로리를 섭취하고 있는 것은 아닌지, 즉 과식을 하고 있는 것은 아닌지 점검해 보면 된다.

어떤 사람들은 살을 빼기 위해 하루에 한 끼만 먹는 등 음식을 적게 섭취하려고 한다. 하지만 그것은 안 될 말이다! 그보다는 적은 양을 하루 4~5회(6~7회가 더 좋다)로 나누어 먹는 것이 좋다. 이렇게 하면 사용할 만큼의 에너지가 저장된다. 즉 배가 고프지도 않고 또 음식을 먹으려고 덤벼들지도 않는 것이다. 이렇게 나누어 먹는 것이 하루에 1~2회 정상적으로 식사하는 것보다 더 좋은 방법이다. 하루 1~2회의 식사는 가끔 소화불량을 일으킨다. 아침 식사를 하지 않으면 몸무게를 줄이는 것이 아니라 오히려 늘리는 것이라는 사실을 알아두기 바란다!

한 번 더 강조하겠다. 대부분의 경우 과체중은 음식과는 전혀 관계가 없다. 그렇기 때문에 먹는 것을 조절하면서 과체중과 싸울 필요가 없다. 오류를 범하지 않고 몸을 아프게 하지 않기 위해 무언가를 하고 싶을 때 의사와 꼭 상의하기 바란다.

과체중만 위험한 것이 아니라 갑작스러운 체중 감량(갑자기 체중이 줄어드는 것도 포함해서)도 매우 위험하다. 오거니즘이 필요로 하는 것은 체중이 일정하게 유지되는 것이다(텔레비전을 통해 이런 사례를 가끔 보게 된다).

건강한 사람에게도 다이어트가
필요할까?

이 질문에 대해서는 바로 대답하겠다. 필요 없다.

사람들 중에는 거의 마니아 수준으로 〈건강 음식〉에 관심을 갖는 사람들이 있다. 그런 사람들은 조금만 이상해도 노이로제 현상을 일으킨다. 그들은 텔레비전 등의 대중매체를 보면서 열심히 조언을 듣고 다양한 〈치료사〉들의 말을 열심히 쫓아서 시행한다. 이러한 〈정확한 음식 섭취〉는 전 세계로 급속하게 퍼져 나갔다. 심리학자들은 이러한 현상을 오소렉시아 너보사(건강한 식습관에 대한 과도한 강박관념) Orthorexia Nervosa라고 하는 새로운 신경정신병이라고 이야기한다.

　　만약 여러분이 먹고 있는 음식 속에 주요 성분(특히 단백질), 비타민과 미네랄이 충분히 들어있고 또 과식만 하지 않는다면 여러분의 입맛과 습관에 따라 먹으면 된다. 다른 사람들이 〈이것은 먹어도 되고, 이것은 먹으면 안 된다〉고 하는 말에 귀를 기울일 필요가 없다.

간단하게 정리해보자.

음식을 전혀 먹지 않는 것도 위험하지만 음식을 너무 많이 먹는 것도 위험하다. 가장 중요한 것은 극단적인 상황을 만들지 않는 것이다.

굶주림과 과식의 차이는, 굶주림은 인간을 몇 주 안에 죽게 만들지만 과식에 의한 과체중은 오거니즘을 아주 천천히 파괴시키며 인간을 괴롭힌다는 것이다.

평상시의 선진국에서는 굶어 죽는 사람이 없다. 선진국들에서 가난한 계층의 사람들이 죽는 이유는 음식을 균형 있게 먹지 못하기 때문이다. 즉 그들이 먹는 값싼 음식에는 칼로리가 높은 탄수화물(감자, 국수 등)밖에 없기 때문이다.

치료를 목적으로 하는 단식은 전혀 별개의 것이다. 장기간 단식의 해악은 차치하고 몸무게의 $\frac{1}{3}$ 을 갑자기 줄이면 죽음에 이를 수도 있다. 따라서 우리는 오거니즘을 〈건강하게 하고 청소하는 것〉에 반대한다. 그리고 건강한 사람은 어떠한 〈청소〉도 할 필요가 없다.

건강한 오거니즘에는 특별한 다이어트가 필요 없다. 혹시 해로운 것을 먹지는 않았을까 하는 쓸데없는 걱정을 하나 더 키울 뿐이다. 외국의 학자들이 밝혔듯이 건강에 매우 안 좋은 음식은 설탕, 버터, 마가린이다.

광고 속 건강식품도 믿어서는 안 된다. 약속한 효과를 가져오지 않을 뿐만 아니라 우리가 기대하지 않은 부작용까지 생길 수 있기 때문이다.

가장 좋은 방법(육체적인 운동과 함께)은 과식하지 않는 것이다. 자신의 몸무게에 관심이 있는 사람이라면 가끔 자신이 먹는 음식의 칼로리, 즉 에너지의 양을 확인하고 조절할 수 있다. 하지만 지나치게 학자인 척할 필요는 없다. 가끔은 〈달콤한 것을 먹고 싶다〉, 〈짭짤한 것을 먹고 싶다〉는 자신의 욕망을 들어줄 필요도 있다. 이것은 여러분의 오거니즘이 당과 염분을 필요로 한다는 신호일 수 있기 때문이다. 우리의 작은 친구들을 보자! 만약에 개가 석회를 핥기 시작하면 개에게 칼슘이 부족하다는 것을 의미한다.

어느 정도의 간식을 먹는 것도 나쁘지는 않다. 그것은 여러분의 스트레스를 해소해주고 기분을 좋게 만들어준다. 하지만 매번 그런 잔치를 열어서는 안 된다. 한 번의 작은 잔치가 며칠 분량의 칼로리를 공급할 수 있기 때문이다. 음식의 양은 항상 조절해야 한다.

〈노년기의 사람들에게 음식이 어떤 영향을 줄까〉라는 특별한 문제가 있다. 노인들에게는 아주 중요한 이 문제를 우리는 마지막 장인 제 6장에서 살펴볼 것이다.

알 수 없는 세계
– 뇌

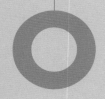

살아가면서 알게 되는 것과 학습하는 것이 그를 인간으로 만들고 그의 성격을 세상에 둘도 없는 성격으로 만든다. 이 모든 것이 우리 몸 최상부에 위치한 뇌에서 이루어진다. <뇌는 그 자체로 하나의 세계이다>라고 말해도 지나치지 않을 것이다. 시인이자 사상가요 자연주의자였던 요한 볼프강 괴테는 다음과 같이 말했다.

"사람이 죽을 때 하나의 완전한 세계가 죽는다."

인간의 뇌가 가진 능력이 최고 수준으로 발현되는 것이 바로 천재성이다. 우리의 이야기는 여기서부터 시작된다.

천재, 그들은 누구인가?

레오나르도 다빈치, 찰스 다윈, 이삭 뉴턴, 알버트 아인슈타인, 볼 프강 아마데우스 모차르트 그리고 알렉산드르 푸쉬킨……. 천재를 나열하라고 하면 누구든 쉽게 나열 할 수 있을 것이다. 하지만 어떤 사람이 천재인지 정의하라고 하면 어려움을 겪을 것이다.

사전은 다음과 같이 천재성을 정의하고 있다.

'천재성은 사회의 나아갈 바를 밝혀주며 지적으로 높은 창조성 을 보여주는 능력을 말한다.' 천재는 과거의 유산이다. 하지만 천재 는 전통과 같은 낡은 고정관념을 깨뜨리고 당대의 삶을 풍부하게 만 들 수 있다.

누구나 알고 있는 사실에서 전혀 새로운 것을 볼 수 있는 능력이 바로 천재성의 징후다. 사람들은 누구나 모든 물건이 아래로 떨어진 다는 것을 어렸을 때부터 알고 있었다. 하지만 뉴턴은 '아래라는 것 은 무엇인가?'라는 질문을 최초로 던졌고 아인슈타인은 공간과 시 간이 전혀 별개의 것이라는 생각이 지배적일 때 '혹시 이 둘은 같은 것이 아닐까?'라는 의문을 가졌다.

천재는 인류의 역사에 획을 긋는 사람이다. 누군가는 평범한 사 람과 천재를 다음과 같이 비교했다.

"평범한 사람은 자신의 주위를 밝히는 랜턴이다. 하지만 천재는 전세계를 비추는 태양이다. (그림 5.1.)"

이 말을 풀이하면 천재의 뇌는 더 정확하게 세계를 비춘다는 뜻이다. 여기서 '천재의 머리와 평범한 사람의 머리는 어떻게 다른가'라는 질문을 던지게 된다.

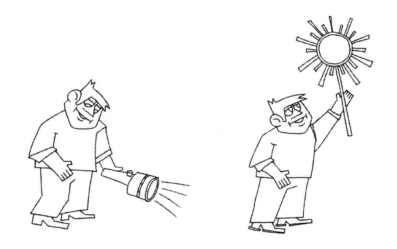

그림 5.1. 천재와 평범한 사람

평범한 사람이 자신의 주위만을 밝히는 랜턴이라면 천재는 전 세계를 비추는 태양이다.

지적 능력 측정하기

러시아 이야기 〈곱사등이 조랑말〉에 다음과 같은 내용이 있다.

> 큰아들은 아주 똑똑했고
> 둘째는 그저 그랬으며
> 막내는 바보였다.

누가 그들의 지적 능력을 평가했을까? 그렇게 쉬운 문제가 아니다. 게다가 〈바보〉로 평가받은 막내 아들이 사실은 가장 똑똑한 아들이었다.

사람들은 인간의 지적 능력을 객관적으로 나타낼 수 있는 지표를 찾으려고 노력했다. 그런 지표들 중 가장 많이 알려진 것이 지능지수 intelligence quotient, IQ이다. IQ 테스트는 수십 개의 문제를 풀게 함으로써 그 지수를 측정한다. 실험 대상자에게 삼십 분 정도의 시간을 주고 그 시간 동안 보다 많은 문제를 정확하게 풀도록 하는 것이다. IQ는 테스트의 결과물인 실험 대상자의 정신연령을 신체연령으로 나눈 뒤 100을 곱했을 때 얻어지는 값이다.

보통 사람의 IQ 지수는 100 ~ 130 정도다.

그렇다면 IQ가 구체적으로 나타내는 것은 무엇일까?

IQ는 생각의 속도, 형상화 능력 그리고 기억 속에 남아 있는 지식을 재빨리 이용할 수 있는 능력을 나타낸다. 그리고 피실험자에게는 일련의 기초 지식, 예를 들어 수학, 문법, 지리 등에 대한 기초 지식이 있어야 한다. 그렇지 않으면 문제를 풀 수 없기 때문이다.

한 가지 기억해야 할 것은 IQ가 피실험자의 지적 능력을 평균적인 사람의 지적 능력과 비교하는 지수일 뿐 지적 능력을 절대적으로 평가하는 지수가 아니라는 점이다. 하지만 이러한 제한적 성격에도 불구하고 IQ는 직업이나 지위를 선택함에 있어 중요한 참고자료가 될 수 있다.

그렇다면 IQ가 높은 사람에게 천재성이 있는 것일까? 물론 아니다! 예를 들어 천재들 중에는 생각의 속도가 느린 사람이 많은데 생각의 속도가 느리다면 IQ 테스트에서 문제를 풀 시간이 부족하지 않겠는가!

인간의 천재성은 그 사람이 인류의 과학과 기술 또는 문화에 커다란 흔적을 남겼을 때 비로소 평가할 수 있다. 시인 세르게이 예세닌은 다음과 같이 말했다.

얼굴을 맞대고 있으면 얼굴을 볼 수 없다.
큰 것을 보려면 멀리 떨어져서 봐야 한다.

재능 있는 오르간 연주자였던 요한 세바스찬 바흐는 살아 생전에 자신의 재능을 인정받지 못했다. 그가 죽고 100년이 지난 후에 작곡가 펠릭스 멘델손이 잊혀진 바흐의 작품들을 청중에게 소개했을 때 비로소 그의 명성이 시작되었던 것이다. 위대한 발견을 한 사람이 몇 년 후에야 노벨상을 받게 되는 데에는 그만한 이유가 있는 것이다. 1870 ~ 1880년에 소화액 분비에 관한 연구로 훌륭한 결과를 낸 러시아 학자 이반 파블로프는 1904년에 노벨상을 받았고 1930년대에 별의 에너지원을 찾아낸 물리학자 한스 베테는 1967년에 노벨 물리학상을 받았다. 그리고 이런 일은 오늘날에도 계속되고 있다.

인간 복제는 위험한 것인가?

천재성은 유전되는 것일까? 유전되지 않는다는 이야기가 있다. 하지만 이것은 맞을 수도 있고 틀릴 수도 있다. 예를 들어 러시아의 천재 시인 푸쉬킨의 후손들 중에는 위대한 시인이 된 사람이 아무도 없다.

하지만 유전되는 성향도 분명히 있다. 때로는 부모로부터 직접 유전되지 않고 할머니나 할아버지로부터 유전되기도 한다. 유전이 개인의 창조적 성향에 미치는 영향은 나이가 들수록 커진다. 어렸을 때 20%였던 것이 크면 60%가 되는 것이다(평균 나이 83세의 쌍둥이들을 대상으로 실험이 이루어졌다).

이 숫자로 알 수 있는 것처럼, 아이의 성장기에 가장 큰 영향을 주는 것은 그 아이의 성장 환경과 교육 환경이다. 모차르트는 음악을 들으며 자랐고, 푸쉬킨은 시를 들으며 성장했다. 푸쉬킨의 삼촌은 시를 잘 썼고 푸쉬킨이 다닌 귀족학교의 학생들도 처음에는 푸쉬킨 못지않게 시를 잘 썼다. 이런 예는 얼마든지 찾을 수 있다.

최근에 인간복제 문제가 논쟁을 불러일으킨 적이 있다. 유전학이 뭔지도 모르고 생물학이 뭔지도 잘 모르는 사람들이, 인간복제에 성공하면 아인슈타인 같은 천재를 만들어낼 수 있고 또 히틀러, 스탈린 같은 악인을 만들어낼 수 있을 것이라고 생각한 것이다. (그림 5.2.)

복제clone 는 어떠한 세포로도 자랄 수 있는 오거니즘을 복제copy 하는 것이다. 예를 들어 장 세포, 피부 세포 또는 다른 기관의 세포(유명한 양 〈돌리〉는 체세포 복제로 세상에 나올 수 있었다)를 복제하는 것이다. 왜냐하면 각각의 세포에는 해당 오거니즘의 유전자 정보가 완벽하게 들어있기 때문이다. 복제를 하기 위해서는 세포의 유전자 정보를 모두 깨워 새로운 오거니즘에 똑같은 정보를 줄 수 있도록 해야 한다. 이러한 과정이 매우 어렵기 때문에 인간 복제는 수백 번에 한

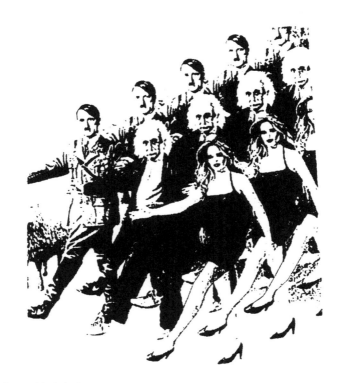

그림 5.2. 복제에 반대하는 사람들은 이런 식으로 생각한다

실제로 인간을 복제한다 해도 준비된 악당을 만들거나 천재와 슈퍼모델을 만들 수는 없다. 사람의 능력과 경향, 개성은 그가 태어나고 자란 사회의 교육적 여건에 따라 다르게 나타나기 때문이다.

번 성공할 정도로 성공 확률이 낮다.

그렇다면 클론으로 독재자를 복제할 수도 있다고 걱정할 필요가 있을까? 이 말의 정확한 의미는 히틀러나 스탈린의 뇌 구조와 똑 같은 뇌 구조를 가진 천재적 악당이 탄생하는 것은 아닐까 하는 걱정을 할 필요가 있느냐는 것이다. 실제로 아돌프는 의지력 있는 지도자였고 모험주의적인 선동 정치가였다. 그를 히틀러로 만든 것은 일차 세계대전에서 패전한 독일군 병사였고 종전 후에는 실패한 화가였다. 그리고 어려운 가정에서 자란 스탈린은 종교 기관에서 추방당한 후 사회주의적 성향의 지식인들 사이에서 생활하면서 교활한 음모가와 잔인한 통치자로서의 능력을 발휘하기 시작했다. 그리고 무엇보다 그는 자신의 외모에 대해 대단한 콤플렉스를 가지고 있었다. 하지만 스탈린의 아이들이 악당이 되지 않았듯이 그의 클론 또한 그가 되지는 않을 것이다.

천재족(族)을 만들 수 있을까?

천재들은 탁월한 능력을 지니고 있다. 물론 매우 재능 있는 사람이라고 해서 모두 천재는 아니다. 천재성이라는 것은 전혀 다른 능력이다.

이미 이야기했듯이 천재들은 창조적 능력이 탁월한 사람들이다. 그들은 아이디어를 떠올리고 새로운 것을 만들어내는 작가들이다.

실제로 사회에 아주 필요한 역할을 하는 사람들은 작업 능력을 가진, 보다 작은 역할을 하는 사람들이다. 만약 그들이 없었다면 인간의 지식은 발전하지 못했을 것이다.

하지만 천재들 중에도 몇 가지 재능을 가진 사람들이 있다. 천재 레오나르도 다빈치가 미술과 기술, 과학 등 모든 분야에서 뛰어난 재능을 보였고 또 근대에 살았던 사람들 중 몇몇이 다방면에서 뛰어난 능력을 발휘했다.

특히 우리의 관심을 끄는 사람들은 신동들(놀라운 아이들)이다.

가장 좋은 예가 여섯 살에 곡을 만들고 콘서트에도 참여한 모차르트다. 하지만 신동 음악가의 시대가 완전히 지나간 것은 아니다. 모차르트에 비견될 만한 열두 살의 제이 그린버그가 있다. 그는 높은 수준의 심포니 다섯 편을 비롯하여 다수의 소나타를 만들었고 뉴욕의 가장 훌륭한 무대에서 공연을 하기도 했다.

수학계에도 그런 인물이 있다. 일곱 살짜리 볼로쟈 주브리츠키는 〈걸어 다니는 계산기〉와 〈20세기의 신동〉이라는 칭호를 얻었다. 그는 네 자리 수 곱셈과 다섯 자리 수 곱셈은 물론 제곱근과 세제곱근의 값도 암산으로 해냈다. 또한 체스 신동 미하일 탈은 세 살 때 책을 유창하게 읽었고, 다섯 살 때 세 자리 수 곱셈을 암산으로 했다. 사이버네틱스의 창시자 노버트 위너는 열두 살에 고등학교를 마쳤고 스물네 살에 박사 학위를 받았다.

하지만 모든 신동이 천재가 된 것은 아니다. 게다가 몇몇 신동은 훈련과 연구만 하면서 자신의 어린 시절을 보낸 것을 못내 아쉬워하기도 한다.

반대로 모든 천재가 신동이었던 것도 아니다. 어린 시절의 푸쉬킨은 아무 재능도 보여주지 못했고, 학창 시절의 아인슈타인은 시험에서 낙제 점수를 받았다.

로버트 그레헴의 정자은행은 최고의 재능을 가진 사람들의 정자를 질소 용액에 넣어 보관했다. 이 〈지적인 정자들〉은 재능 있는 아이의 엄마가 되고자 하는 여자들의 몸에서 인공 수정되었고(독일, 캐나다, 이탈리아, 이집트, 레바논) 그 결과 약 200명 이상의 아기들이 태어났다. 이미 15세를 넘긴 그들의 IQ는 최소 120 이상이었고, 그중 한 명의 IQ는 170 이상이었다. 이것은 인간의 지적 능력이 어느 정도 유전된다는 것을 입증하는 사례였다.

하지만 천재는 필요할 때 필요한 곳에서 인류의 발전에 기여하는 사람이다. 그리고 천재의 뇌를 인공적으로 만든다는 것은 가능하지 않은 일이다.

지능은 어디에 있고 생각은
어떻게 나는 걸까?

인간의 지능은 뇌의 어느 부분에 있고 그것의 능력은 무엇일까?

오늘날 대부분의 학생들은 지능, 즉 지적 능력이 뇌 위쪽에 있는 회백질(灰白質)grey matter (대뇌반구의 피질)로부터 나온다는 사실을 알고 있다. 회백질은 신경 세포(뉴런neuron)로 이루어진 피질 층을 말하

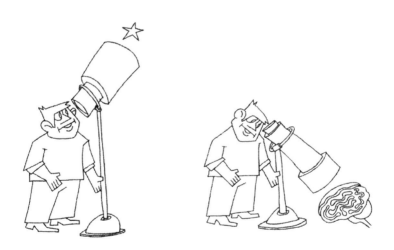

그림 5.3. **뇌 속에 있는 뉴런의 수는 은하계에 있는 별들의 수와 비교할 수 있다**

수백억 개의 신경 세포가 엄청나게 큰 네트워크를 형성하고 있어 우리 뇌의 리저브가 결코 사라지지 않을 것이라는 추측을 가능케 한다.

며 각각의 뉴런은 전기 제품의 트랜지스터와 같이 특수한 재질로 이루어져 있다. 하지만 이것은 매우 복잡한 구조를 지니기 때문에 분석하기가 어렵다. 우리의 뇌 속에는 수백억 개, 즉 전 세계 인구보다 몇 배나 많은 뉴런이 존재한다. 성인의 뇌 속에는 우리 은하계의 별들의 수보다 더 많은 뉴런들이 있다. (그림 5.3.) 그래서 흔히 우주와 뇌가

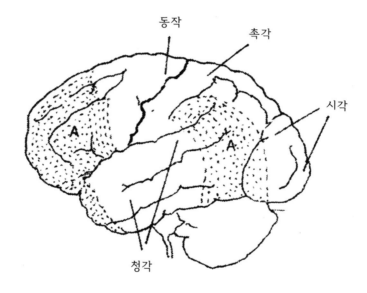

그림 5.4. **대뇌피질 속의 특화된 영역과 사고가 이루어지는 〈무 특화〉 영역**

대뇌피질의 상당 부분이 일정한 기능을 담당하고 있다. 행동 제어, 감촉, 압박 등의 기능은 두정엽(頭頂葉)이 담당하고, 사물을 인식하는 기능은 후두엽(後頭葉), 소리를 듣는 기능은 측두엽(側頭葉)이 담당한다. 인간의 대뇌피질에는 아무 기능도 갖지 않는 영역(A)이 있는데 바로 이 영역에서 사고가 이루어지고 지적 능력 및 창조성이 생겨나는 것이다.

비슷하다고 말하는 것이다.

각각의 뉴런은 다른 뉴런들과 연결되어 있다. 그리고 서로 연결된 뉴런들이 엄청나게 큰 네트워크를 형성한다(인터넷 망과 비슷하다고 할 수 있다). 이 네트워크는 감각기관을 통해 들어온 정보를 분류하여 새로운 정보를 만들고 만들어진 정보는 보관되거나 밖으로 표출된다. 한마디로 말하면 바로 이 뇌 속에서 아직까지 그 실체가 완전히 밝혀지지 않은 사고(思考)가 이루어지는 것이다.

대뇌 피질은 여러 가지 성분으로 이루어져 있고 각각의 성분은 고유한 기능을 지닌다. (그림 5.4.) 피질은 두 부분으로 나뉘는데, 하나는 센서 즉, 감각기관으로부터 신호를 받아들이는 감각령이고 다른 하나는 모터 즉, 근육에 명령 신호를 보내는 운동령이다.

재미있는 것은 대뇌피질의 감각령과 운동령에서 가장 큰 부분을 차지하는 것이 우리 몸의 두 부분, 즉 손(특히 손가락)과 얼굴(특히 입술)로부터 오는 신호를 받아 동작 명령을 내리는 부분이라는 것이다. (그림 5.5.)

이러한 불균형이 우연하게 생긴 것일까? 물론 그렇지 않다.

인간만이(어느 정도는 유인원도 포함해서) 〈느끼고 움직이는〉 손을 가지고 있다. 손의 발달은 노동의 도구를 만드는 일과 밀접하게 연관되어 있다. 하지만 인간의 신호 체계(제스처, 표정, 외침 그리고 말)가 발달하지 않았다면 집단 노동도 발달하지 않았을 것이다. 그래서 손을

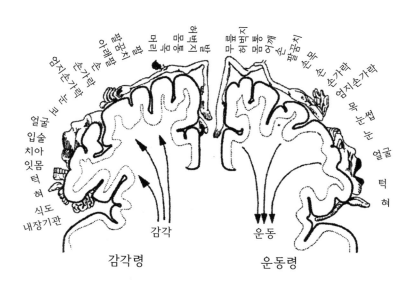

그림 5.5. **두 부분으로 나뉜 대뇌피질에 신체의 각 부분이 연결되어 있다**
이 중 가장 큰 부분을 차지하는 것이 바로 인간이 움직이는 데 가장 중요한 신체 부위인 얼굴, 손과 관련된 부분이다.

쓰는 사람(호모 하빌리스Homo habilis – 우리의 선조들 중 하나)과 생각하는 사람사람(호모 사피엔스Homo sapiens – 오늘날의 인류)으로 넘어오면서 대뇌피질 중에 손, 얼굴과 관련된 부분이 많아진 것이다.

하지만 대뇌피질에는 감각기관이나 근육과 아무 관련이 없는 부분도 있다. 동물의 뇌에는 이런 부분이 없다. 이 부분을 연합령이라고 하는데 이것은 신경 세포들이 대뇌 반구의 다양한 영역에서 복잡하게 연결되어 있기 때문이다. 바로 이 영역에서 인간의 뇌가 가진 가장 중요한 기능, 생각이 만들어진다.

생각은 신경시스템의 기본 기능인 반사 작용을 근거로 해서 만들어진다.

반사작용이란 무엇인가? 쉬운 예를 들어보자. 여러분이 아무 생각 없이 뜨거운 물건을 만지면 감각기관이 중추 신경계로 신호를 보낸다. 그러면 중추신경계가 운동신경을 정지시켜 손이 제자리로 돌아가도록 한다. 이러한 신호(반사작용 신호)는 중추 신경계의 아무 곳, 즉 척수나 뇌로 전달 된다. 가장 간단한 반사작용은 무릎을 쳤을 때 일어나는 반응(작은 망치로 무릎을 쳐서 신경계가 제대로 작동하는지 검사하는 것)이다. 그리고 가장 복잡한 반사작용은 대뇌 반구의 피질을 통해 일어난다. 감각령 중 하나가 그에 해당하는 운동령의 활동을 중지시키는 것이다.

그렇다면 연합령에서는 무슨 일이 일어나고 있을까?

러시아 생체학의 아버지로 불리는 이반 세체노프는 "생각은 반사작용이 시간을 갖고 나타나는 것이다"라고 이야기했다. 실제로 위에서 예를 든 〈뜨거운 것을 만진 손〉의 경우 생각할 시간이 없다. 화상을 입었기 때문이다. 좀 더 복잡한 경우에는 어떤 신호에 반응을 보이기 전에 생각을 하게 된다. 하지만 위험에 대한 신호가 감각

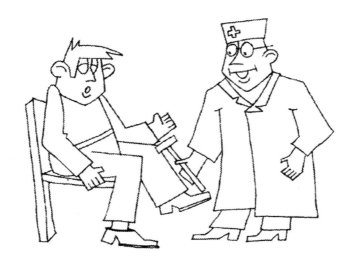

그림 5.6. **신경과 의사는 무릎의 반사작용을 반드시 확인한다**

힘줄을 가볍게 때리면 대퇴사두박근이 움츠러들고 무릎이 펴진다. 이것은 신경계의 상태를
알아볼 수 있는 가장 간단한 반사작용이다.

령에서 운동령으로 자동으로 전달되는 것은 아니다. 연합령이 작동
을 해야 한다. 연합령은 감각령에서 나온 신호를 받아 분석을 하고
뉴런에 보관되어 있는 다른 정보와 교환한다. 생체학자 우흐톰스키
는 "동물은 침묵을 배우면서 생각하는 법을 배웠다"고 말했다. 그
의 이러한 표현은 계몽주의자인 샤를 루이 몽테스키외가 한 말 〈인
간이 생각을 적게 하면 할수록 말은 더 많아진다〉를 떠올리게 한다.

천재의 뇌는 어떻게 다를까?

인간의 뇌는 원칙적으로 모두 같지만 그 능력은 같지 않다.

인류학자 체자레 롬브로조는 인간의 두개골로 인간의 성향을 나누려고 노력했다(현명한 사람 등). 하지만 그의 노력은 비웃음만 샀을 뿐이다. 그럼에도 불구하고 우리의 능력은 뇌의 일정한 부분이 활성화되어 나타나는 결과라는 것만큼은 분명한 사실이다. 인간의 지적 능력과 의지력 그리고 풍자를 받아들이는 능력(인간만이 가지는 능력!)은 대뇌 전두엽에서 일어난다. 전두엽에는 연합령의 대부분이 위치하고 있으며 똑똑한 사람의 경우 전두엽이 발달해 있다. 한때 정신질환을 치료하기 위해 환자의 뇌에서 이 부분을 잘라내기도 했지만 대신 그 사람은 의지력도 없고 감각도 없는 사람이 되고 말았다.

천재의 뇌는 보통 사람의 뇌와 다를까? 혹시 천재의 뇌가 보통 사람의 뇌보다 훨씬 크지는 않을까? 절대 그렇지 않다.

예를 들어 바이런의 뇌는 그 무게가 2,230그램으로 아주 무거웠다. 러시아의 천재 물리학자 레프 란다우의 뇌는 그 무게가 1,580그램밖에 되지 않았다. 물론 이것은 남자 뇌의 평균 무게(1,424그램)보다는 무거운 무게다. 다시 말해서 어떤 사람이 천재인지 아닌지는 뇌의 크기와는 상관이 없다. 모자의 크기로 그 사람의 지식의 많고 적음을 잴 수 없듯이 말이다.

학자들은 연합령 내부에 형성된 뉴런 네트워크의 질과 양에 의해 인간의 재능이 형성된다고 주장한다. 이런 점에서는 천재의 뇌가 평범한 사람의 뇌보다 훨씬 뛰어나다.

모든 뇌는 도미넌트dominant 현상을 일으킨다(위에서 언급한 우흐톰스키가 이러한 특성을 밝혀냈다). 도미넌트 현상이란 무엇인가? 그것은 뇌의 어떤 부분이 지속적으로 흥분하게 되면 그 부분이 나머지 부분들을 자기 쪽으로 끌어당기는 현상을 일컫는다. 예를 들어 배가 고플 때 우리는 다른 생각을 하지 못한다. 배가 부르기 전까지는 모든 것을 음식과 연관시켜 생각하게 되는 것이다. 사랑에 빠진 청년의 도미넌트에 대해 생각해보자. (그림 5.7.)

이러한 도미넌트 현상이 있기에 인간은 외부로부터의 방해에도 불구하고 자신의 일에 몰두할 수 있다. 천재들이 가끔 이상한 행동을 하는 이유도 아마 이 때문일 것이다. 이삭 뉴턴은 길을 가다 말고 동료의 등에 공식을 썼고 또 한번은 한쪽 손에 쥐고 있던 달걀 대신 자신의 시계를 끓는 물에 넣었다고 한다. 도미넌트 현상은 인간의 삶에 치명적인 해를 입히기도 한다. 아인슈타인은 일상생활에 전혀 신경을 쓰지 않는 것으로 유명했다. 그는 싸구려 스웨터를 즐겨 입었는데 사람들이 "스웨터가 너무 낡았다"고 하면 그는 "아무도 날 못 알아봐"(그가 젊었을 때)라고 하거나, "사람들이 나를 알아봐"(나이

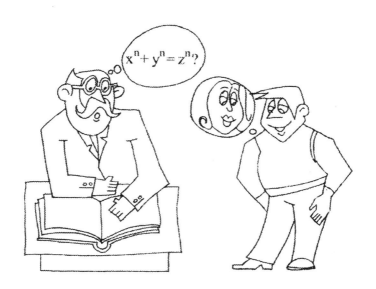

그림 5.7. **인간이 도미넌트 현상에 빠져 있다**

도미넌트 현상이란 뇌가 일시적으로 어떤 것에 대해 지속적인 반응을 보이는 것을 말한다. 사랑에 빠진 사람은 늘 애인에 대해서만 생각하게 된다. 그리고 도미넌트 현상에 빠진 학자들은 정신을 집중하여 어려운 학문적 문제들을 풀 수 있다.

가 많이 들었을 때)라고 했다. 이런 이야기는 위인들의 동료나 친척들로부터 흔히 들을 수 있는 이야기다. 대부분의 천재들이 복잡하고 독특한 성격을 가졌던 것이다.

위에서 말했듯이, 천재의 뇌가 보통 사람의 뇌와 어떻게 다른 지는 아직 밝혀지지 않았다. 인간 세상에서 인간이 풀지 못한 문제로 남아 있는 것이다.

건강한 신체에만
건강한 정신이 있을까?

〈건강한 신체에서 건강한 정신이 나온다〉는 말이 있다. 하지만 몇몇 사람은 육체적인 병과 결함에도 불구하고 훌륭한 정신적 세계를 보여주었다.

미국의 루즈벨트 대통령은 어렸을 때 걸린 소아마비 때문에 환자용 휠체어를 타야만 했다. 니콜라이 오스트로프스키는 부상을 당해 귀가 안 들리는 상황에서 《강철은 어떻게 단련되었는가?》라는 훌륭한 작품을 썼다.

물리학자 스티븐 호킹은 21살 때부터 근위축성 측색 경화증, 즉 루게릭 병에 걸려서 평생을 휠체어에서 생활했을 뿐만 아니라 말도 제대로 하지 못했다. 하지만 그는 가히 혁명적이라고 할 수 있는 블랙홀 이론을 발표하였다.

이처럼 역설적인 상황에 대해 심리학자들은 "그들은 비록 육체적 콤플렉스를 안고 있지만 생에 대한 강한 애착을 지닌 사람들이다" 라고 설명한다. 그들은 자신의 부족함을 메우기 위해 자신이 가진 능력을 모두 발휘하기 때문에 학문, 예술 등 각종 분야에서 좋은 결과를 가져올 수 있었던 것이다. 이는 곧 우리 뇌의 리저브가 커다란 가능성을 가지고 있다는 것을 말해준다.

원숭이를 사고하는 사람으로
만들 수 있을까?

언뜻 듣기에 어리석은 질문처럼 들리지만 사실은 그렇지 않다. 동물학자들에 따르면 원숭이는 인간과 같은 영장류에 속한다. 그리고 우리의 가까운 친척인 유인원(호미니드)은 인간이 가진 능력과 유사한 능력을 많이 가지고 있다. 원숭이와 유인원의 염색체 조합은 인간의 그것과 거의 일치하고(단지 1.5%만 다를 뿐이다) 또 원숭이의 뉴런과 인간의 뉴런이 다르다는 사실을 밝혀낸 학자도 없다. 한번은 영장류를 연구하는 한 미국인 학자가 아기와 침팬지를 같은 공간에서 키우려는 시도를 했다. 하지만 침팬지를 유모차에 태워 산책을 하고 있을 때 그 침팬지가 갑자기 나무 위로 뛰어 올라가고 말았다.

오늘날의 학자들은 다른 방법을 선택했다. 그들은 침팬지들에게 토큰을 주고 그것으로 과자나 선물을 사도록 가르쳤다. 그랬더니 침팬지들이 스스로 토큰을 교환하기 시작했다. 즉 토큰을 돈처럼 사용한 것이다! 흥미로운 것은 아주 똑똑한 암컷 원숭이 한 마리가 다른 원숭이들의 토큰을 모두 빼앗았다는 것이다.

영리한 침팬지들이 계속해서 태어나도록 하면 재미있지 않을까? 이런 생각은 아주 흥미로우면서도 동시에 아주 위험한 것이다. 학자들은 침팬지에 대한 연구를 중단했다. 만약 인간과 유사한 원숭이가 태어나면 어떻게 할 것인가? 그들이 사고할 수 있는 존재가 된다면 그들을 인간으로 인정해야 할 것인가? 그야말로 전대미문의 사회적 문제와 윤리적 문제 그리고 법률적 문제가 발생할 것이다.

인류학자들은 최근 1만 년 동안 인간의 뇌가 해부학적 변화를 겪지 않았다고 한다. 하지만 이 기간 동안 인간은 엄청난 문명을 건설했다. 전문가들에 따르면 현재 인간은 자신의 뇌가 가진 가능성의 몇 퍼센트만을 사용하고 있다. 그러므로 인간의 지적 잠재력은 오랫동안 지속될 것이다.

인간의 기억에 한계가 있을까?

무대 위의 커다란 칠판에 가로세로의 칸들을 그려 놓고 관객들이 그 칸들에 아무 숫자나 생각나는 대로 써넣게 한다. 그리고 칸이 다 채워지면 엄청난 기억력을 가진 마술사가 무대 위로 올라와 칠

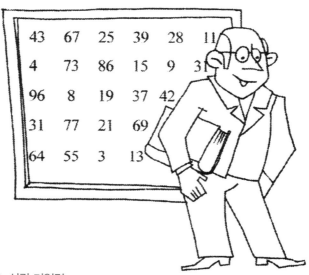

그림 5.8. **시각 기억력**

시각 기억력이 뛰어난 사람은 숫자판을 한 번만 보고도 거기에 적힌 숫자들을 모두 기억할
수 있다.

판 위에 적힌 숫자들을 몇 초 동안 바라본 뒤 관객들을 향해 돌아선
다. (그림 5.8.) 이제부터 마술이 시작되는데 한 관객이 다섯 번째 줄
네 번째 칸에 적힌 숫자를 물어보면 마술사는 잠시의 머뭇거림도 없
이 13이라고 답하고 또 다른 관객이 두 번째 줄 세 번째 칸에 적힌 숫
자를 물어보면 곧바로 86이라고 답한다. 이런 식으로 질문과 대답이
이어지고 마술사는 단 한 번의 실수도 하지 않는다!

이러한 기억력을 시각 기억력visual memory 또는 사진 기억력이라고
한다. 순간적으로 본 장면을 뇌 속에 그림 형식으로 저장한 후 그것
을 보면서 질문에 답 하는 것이다. 이런 능력을 보여준 사람들 중에
는 폴란드의 울프 메싱과 앞에서 말한 볼로쟈 주브리츠키가 있다. 그
리고 우리 주위에는 유기화학 수업 시간에 열 개의 공식을 곧바로 외
우는 학생이 있고 또 문학 작품에 나오는 긴 문장을 외우는 사람도
있다. 더 놀라운 것은 브한단타 비스프차라는 버마 사람이 불교 경
전 1만6천 쪽을 모두 외웠다는 사실이다.

시각이 하는 역할은 아주 특별하다. 우리가 외부 세계에 대한 정
보를 받아들일 때 전체 정보의 90%가 시각을 통해 전달된다. 그래
서 〈백 번 듣는 것보다 한 번 보는 것이 낫다〉고 하는 것이다. 눈은
단순한 감각기관이 아니라 밖으로 드러난 〈뇌의 한 부분〉이다. 눈에
서 만들어진 형상은 뇌 후두엽에서 분석되어 보존된다. 이러한 기억
력의 〈창고〉에서 인간은 0.4초 만에 필요한 정보를 찾는다.

러시아에 세묜 세르세프스키라는 유명한 기억술사가 있었다. 그
리고 그의 천부적 능력을 연구한 심리학자 알렉산드르 루리야가 〈커
다란 기억력에 대한 작은 책〉이라는 책을 썼다. 세르세프스키는 숫
자와 단어, 물건의 이름을 얼마든지 기억할 수 있었고 또 몇 년 동안
그 기억을 간직할 수 있었다. 그의 시각 기억력은 청각 기억력과 맞물
려 있었는데 이러한 기억력을 공감각적 기억력이라고 한다. 쉽게 말

하면 몇 개의 감각 기관이 함께 작용하는 것이다. 세르세프스키는 자신의 대화 상대에게 "여러분의 목소리는 노란색입니다. 그리고 부서질 것만 같습니다"라고 말했다고 한다.

이게 다가 아니다. 보통 사람의 기억은 단어를 통해 이루어지지만 (대화에서 가장 중요한 것은 말이기 때문이다) 세르세프스키의 기억은 종합적이고 형상적이었다. 세르세프스키의 기억 속에서는 숫자와 단어 (특히 처음 들은 단어), 물건, 현상 등이 그가 알고 있는 형상들과 연결되었던 것이다. 예를 들어 그는 숫자 1을 〈몸을 잘 가꾼 사람〉과 연결시켰고, 숫자 2는 〈명랑한 여자〉와 연결시켰다.

또 다른 예를 들어보자. 천재 볼프강 아마데우스 모차르트는 청각 기억력이 매우 뛰어난 사람이었다. 한번은 그가 바티칸 성당에서 아주 긴 미사곡을 들었는데 그 곡이 어찌나 마음에 들었던지 집으로 돌아오자마자 기억을 되살려 그 곡의 악보를 썼다고 한다.

기억은 어떤 식으로 작동할까?

기억은 크게 두 가지, 단기 기억과 장기 기억으로 나뉜다.

우리는 외부로부터 들어온 정보를 짧은 시간 동안 보관하기 위해 단기 기억 또는 작업 기억(作業記憶)working memory을 사용한다. 이 기억은 필요 없어지면 쉽게 잊을 수 있는 것들을 기억할 때 사용된다. 예를 들어 어떤 곳을 처음 찾아갈 때 거리 이름과 상세 주소를 외우고 가도 그곳에 도착한 후에는 쉽게 잊어버린다. 하지만 같은 장소에 여러 번 가게 되면 그것들이 장기 기억으로 바뀌어 오래도록 기억에 남는다. (그림 5.9.)

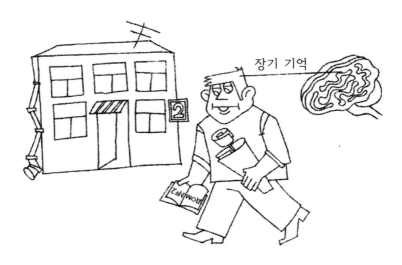

그림 5.9. **단기 기억과 장기 기억**
어떤 장소를 처음 찾아갈 때는 단기 기억이 사용된다. 하지만 이후에도 그곳을 찾아가게 되면 장기 기억이 사용된다.

학자들의 설명에 따르면, 대뇌피질 속의 신경 세포가 기억을 받아들이면 다른 뉴런들에게 신경충격nerve impulse이 전달되고 이 신경충격은 관성에 의해 일정 시간 동안 반복된다. 이런 식으로 보관되는 것이 단기 기억이다. 하지만 이러한 과정이 반복되면 마치 오솔길이 나듯 견고한 흔적이 형성되고 뉴런들 간에 오랜 기간 동안 일정한 관계가 형성된다. 이러한 관계의 메커니즘(조건 반사에 근거를 둔 메커니즘)은 뉴런 자체의 화학적 성격이 변하거나, 뉴런들의 연결 지점이 변하거나 또는 뉴런이 새롭게 만들어지는 등 여러 형태로 나타난다.

기억과 불가분의 관계에 있는 것이 망각이다. 흔적을 지우는 과정인 망각은 기억력이 올바로 작동하는 데 아주 중요한 역할을 한다.

앞에서 이야기한 세묜 세르세프스키의 무한한 기억력에는 한 가지 결점이 있다. 무언가를 잊어야 하는데 잊지 못한다는 것이다. 새로운 정보를 기억해야 하는데 몇 일 전 아니 몇 년 전에 외웠던 표와 식이 자리를 내주지 않는다면 어떻게 되겠는가? 기억된 정보들이 서로 충돌을 일으킬 것이다. 잊을 것은 잊고 기억할 것은 기억하는 〈균형〉이야말로 사고와 지적 활동의 중요한 조건이다.

기억과 망각은 개인적인 것이다. 〈명석한 두뇌〉로 필요한 정보를 재빨리 낚아채는 사람들은 그만큼 빠른 속도로 잊어버리는 경우가 많다. 따라서 이런 사람들이 하는 약속은 믿지 않는 것이 좋다. 반면에 굼벵이 같은 사람들은 잊어버리는 속도가 매우 느리다. 기억한 것을 잘 잊어버리지 않는 사람과 일을 하는 것이 훨씬 더 안정적이지 않을까?

아주 어릴 때는 거의 모든 것을 기억하고 그 기억이 평생 머리에 남지만 나이가 들수록 기억할 것만 기억하게 된다. 그리고 흥분을 느끼게 하는 사건이나 슬픔과 관련된 감정이 기억하기가 쉽다. 하지만 감정은 특별한 주제이므로 나중에 다시 이야기하기로 하자.

<유전적 기억>이란 것이 존재할까?

최근 <유전적 기억genetic memory>이라는 말이 자주 나오고 있다. 이것은 인간이 태어날 때부터 가지게 되는, 조상으로부터 물려받은 기억을 가리키는 말이다. 즉 일어나지 않은 일을 미리 기억하고 있다는 것이다.

유전적 기억의 예로 제시되는 것들 중에, 한 번도 가보지 않은 곳을 기억해내는 것과 갑자기(꿈을 꿀 때나 최면에 걸렸을 때 또는 혼수 상태일 때) 알 수 없는 언어로 말을 하는 것이 있다. 하지만 이것은 말이 안 되는 주장이다.

우선 기억과 관련해서 범하게 되는 흔한 실수 중에 데자뷔^{Deja Vu}라는 것이 있다. 이것을 우리말로 해석하면 "이미 보았다"라는 말이 된다. 더 정확히 말해서 어떤 곳에 처음 가거나 어떤 일을 처음 경험하지만, 왠지 이전에 와본 듯하고 왠지 이전에 경험해 본 듯한 느낌을 갖게 되는 것이다. 하지만 이것은 실제로 경험한 것 같은 느낌이 들게 만드는, 단순한 〈생각의 종합〉에 불과하다. 따라서 이것은 선조들이 가졌던 기억도 아니고 여러분이 전생에 가졌던 기억도 아니다(만약 여러분이 윤회설을 믿는다면 말이다).

세체노프와 파블로프의 연구에 따르면 인간과 동물이 하는 행동의 근간에 반사작용이라는 것이 있고 그중 일부가 태어날 때부터 주어진다고 한다. 예를 들어 우리는 숨 쉬는 것을 배운 적도 없고 또 젖을 빨거나 주사를 맞을 때 팔을 움츠리는 것을 배운 적도 없다. 이것은 생존을 위한 본능적 행동이며 태어나기 전부터 우리의 뇌 속에 프로그래밍 되어 있는 행동이다.

하지만 태어난 후에 우리는, 아니 우리의 뇌는 새로운 관계 속에서 새로운 조건 반사를 배운다. 조건 반사는 위협하는 물건(예를 들어 주사기)의 모양(바늘의 모양) 등이 종합될 때 일어난다. 이와 같은 조건 반사와 신경 세포들 간의 새로운 관계 형성, 바로 이것이 직접적인 의미의 기억이다. 바늘이 나를 아프게 할 수 있다는 것을 기억하고 그 기억 때문에 팔을 빼게 되는 것이다.

《정글북》이라는 아름다운 이야기가 있지만 사실 그것은 불가능한 일이다. 더 정확히 말해서 현실은 그리 아름답지 못하다. 한 아기가 야생 동물에 의해 키워지지만(실제로 이런 경우가 있었다) 나중에는 완전한 인간이 된다. 처음에 아기는 손과 발로 기어 다녔고 또 사람들과 이야기를 할 수도 없었다. 인간답게 먹는 법과 몸을 치장하는 법 등 인간 사회에서 살아가는 법을 가르치는 일이 쉽지 않았고 그중에서도 〈말하기〉를 가르치는 일이 특히 어려웠다. 인간이 갖춘 기본적 능력으로서의 말하기가 어린 시절, 즉 뇌가 발달하는 시기에 형성되기 때문이다. 어린 시절에 형성된 것은 평생 동안 기억된다. 이 말은 곧 어린 시절에 형성되어야 할 것이 제대로 형성되지 않으면 진정한 인간이 될 수 없다는 말이다.

유전되는 것은 〈기억〉이 아니다. 유전되는 것은 뇌의 학습 능력, 즉 받아들인 정보를 체득하는 능력이다(살아가는 데 꼭 필요한 능력이라면 더더욱 그렇다).

결론을 말하면, 우리가 말하는 기억(지식과 능력)은 태어날 때부터 얻게 되는 〈유전적 기억〉이 아니라 살아가면서 계속 쌓여 가는 어마어마한 양의 정보들이다.

아픔을 참을 필요가 있을까?

고대 로마의 영웅 스카이볼라Gaius Mucius Scaevola는 적에게 사로 잡힌 후 자신의 오른손을 타오르는 불길 속에 집어넣어 자신의 용맹함을 입증했다. 그리고 톨스토이의 《세르게이 신부》에서 주인공 세르게이 신부는 스스로 손가락을 잘라 죄의 대가를 치렀다. 흔히 사람들은 자신의 이념과 민족을 위해 무시무시한 고통을 참아내고 그 대가로 사람들로부터 존경을 받는다.

오늘날 우리는 치아를 치료할 때도 국부 또는 전신 마취를 받는다. 하지만 때에 따라 마취약이 듣지 않거나 마취 시간이 예상보다 짧아지는 경우가 있다. 러시아 소설가 알렉산드르 크로닌의 소설 《별들이 아래를 바라본다》에서는 젊은 의사가 마취도 하지 않은 채 부상당한 광부의 손을 치료하고 그 광부는 죽음과도 같은 고통을 말 없이 참는다…….

고통을 없앨 방법이 있는데도 굳이 고통을 참을 필요가 있을까?

예를 들어 몇 주 또는 몇 달 동안이나 치통을 참는 사람들이 있다. 그들은 참다 보면 통증이 잦아들고 또 약을 먹어 치통을 완화시킬 수도 있기 때문에 그렇게 하지만 결국에는 이를 뽑아야 하는 지경에 이르게 된다.

우리가 고통을 느끼는 것은 우리 몸 전체에 퍼져있는 특수한 수용기가 자극을 받고 그 신호가 대뇌피질의 감각 영역으로 전달되기 때문이다. 현재까지도 고통의 원인을 밝혀내지 못한 생리학자들은 세포 속에서 일어나는 생화학적 과정에 문제가 생겼을 때 고통이 생기는 것으로 추측만 하고 있을 뿐이다.

고통이 있다는 것은 곧 여러분의 오거니즘 어딘가에 무슨 일이 생겼다는 것을 의미한다. 따라서 고통을 없애기 위해서는 그 원인을 제거해야 한다. 통증을 완화시키는 약은 단지 잠시 동안만 통증을 못 느끼게 할 뿐이다.

고통은 오거니즘을 지키는 보호막과도 같다! 아주 드문 경우이긴 하지만 통증을 느끼지 못하는 사람도 있다. 하지만 그런 사람은 비참한 최후를 맞이할지도 모른다. 가령 화상을 입었는데 통증을 느끼지 못한다면 어떻게 될까?

통증의 원인을 정확하게 알기는 어렵다. 예를 들어 심장 바로 윗부분에서 통증이 느껴지지만 그것이 심장과는 전혀 관계 없는 통증일 수도 있기 때문이다. 따라서 통증을 느낄 때는 곧바로 의사를 찾아가야 한다. 병의 원인을 찾는 것이 곧 의사의 할 일이기 때문이다.

스트레스는 불필요한 것인가?

감정 표현에 관한 독특한 이론이 있다. 이 이론에 따르면, 슬프기 때문에 눈물이 흐르는 것이 아니라 눈물이 흐르기 때문에 슬픈 것이다. 기쁘기 때문에 웃는 것이 아니라 웃기 때문에 기쁜 것이다.

흔히들 말하기를, 웃음은 오거니즘의 건강에 도움이 되고 생명도 연장시킨다고 한다. 웃을 때 몸 속의 혈관이 늘어나고 뇌에서는 고통을 없애주는 〈행복의 호르몬〉, 즉 엔도르핀이 나온다. 예를 들어 한 실험에서 20명의 건강한 남성에게 코미디 영화와 중압감 있는 영화를 한 편씩 보여주었다. 실험 결과 코미디 영화를 보면서 마음껏 웃은 피실험자는 혈액순환 속도가 22% 더 빨라졌지만 중압감 있는 영화를 본 사람은 그 속도가 35% 더 느려졌다.

환자들에게는 긍정적인 감정을 갖는 것이 매우 중요하다. 특히 아이들의 경우에는 웃음을 주는 광대 한 명이 수십 가지의 약보다 더 낫다. (그림 5.10.)

인간의 감정이 뇌 깊은 곳에 위치한 〈만족 센터〉와 〈불만족 센터〉에서 나온다고 설명했지만 사실 감정이 생길 때는 거의 모든 신경계가 작동한다고 볼 수 있다. 게다가 공포나 분노 같은 감정은 혈액 내의 호르몬 분비를 촉진시킨다. 최근에는 부신 수질에서 분비

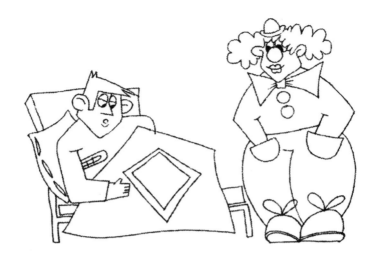

그림 5.10. **웃음 치료**

웃음은 좋은 호르몬을 혈액에 공급하여 생명을 연장시킨다. 아이들의 경우 광대가 수십 가지의 약을 대신할 수 있다.

되는 호르몬, 즉 아드레날린에 대한 관심이 높아졌다.

이 모든 신경과 호르몬은 오거니즘의 정신적, 육체적 힘의 작용에 영향을 미치고 심리적인 반응 속도를 빠르게 하며 심장 박동을 빠르게 한다. 또한 뇌와 심장 그리고 근육으로의 혈액 공급이 원활해지고 탄수화물의 예비량이 늘어나 혈액 속의 포도당이 늘어나며 근육의 힘과 에너지가 늘어난다.

여기서 한 가지 지적할 것은, 이런 현상이 인간의 오거니즘에서만 일어나는 것이 아니라는 것이다. 우리는 이 모든 것을 우리의 조상, 동물로부터 물려받았다. 모든 동물은 위험한 순간에 자신의 오거니즘이 가진 힘을 조직화한다. 배가 고프면 먹이를 찾아 집요하게 쫓아 다니고, 발정기를 맞은 수컷은 지칠 줄 모르고 암컷을 찾아 헤맨다.

위에서 이야기한 것들은 스트레스(긴장)와 매우 밀접한 관계를 갖는다. 물론 스트레스는 인간만이 가질 수 있는 것이다. 그리고 스트레스의 원인도 매우 다양한데 예를 들어 가정 또는 직장에서의 불화 등이 그것이다. 권위 있는 생리학자 블라디미르 체르니고프스키는 "스트레스가 뭐냐고? 발을 다쳤다. 스트레스지. 아내와 싸웠다. 이것도 스트레스지"라고 말했다. (그림 5.11.)

무엇 때문인지 사람들은 스트레스와 흥분 그리고 고통을 참는 것이 몸에 해롭다고 생각한다. 그래서 많은 사람들이 〈나와는 상관 없어〉라며 마음 편히 살려고 하는 것이다. 하지만 단 1분 동안만이라도 스트레스가 전혀 없는 순간을 생각해보라. 온실 속의 화초처럼 아무 걱정 없이 산다면 인생이라는 것이 정말 지루하지 않을까? 징역형 중에서 독방에 갇히는 것이 가장 무거운 형벌인 데에는 그만한 이유가 있는 것이다.

스트레스 연구의 선구자인 한스 셀리에는 다음과 같이 말했다.

"스트레스는 인생의 맛이다."

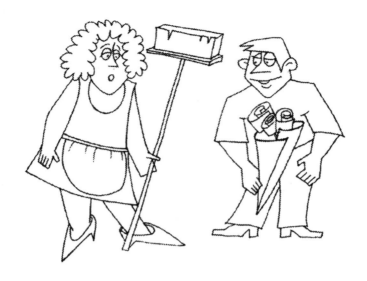

그림 5.11. **스트레스는 약일까 독일까?**

스트레스를 피할 수는 없다. 스트레스가 신경계와 호르몬계를 훈련시키긴 하지만 반복적으로 강하게 스트레스를 받으면 고혈압 등 위험한 병을 유발할 수 있다. 따라서 스트레스는 가능하면 받지 않도록 해야 하고 받더라도 강도를 약하게 만들어야 한다.

실제로 스트레스는 오거니즘의 모든 시스템을 훈련시킨다. 그리고 방어 시스템이 항상 싸울 준비를 할 수 있도록 만든다. 흥분하는 것 자체가 해롭거나 위험한 것은 아니다. 위험한 이유는 그런 감정이 너무 자주 나타나거나 너무 강하게 나타나기 때문이다.

그렇다면 백 년 전 아니 천 년 전의 사람들은 스트레스를 받지 않고 편안하게 살았을까? 짐승들의 습격, 기아와 추위로 인한 죽음, 전염병, 끝없는 전쟁 등 그들에게도 스트레스를 받을 만한 일이 얼마든지 있었을 것이다.

그러므로 스트레스는 절대 새삼스러운 것이 아니다. 반대로 우리는 우리의 조상들로부터 스트레스를 극복할 수 있는 방법을 전수받았다. 하지만 현대인에게는 아직 이러한 능력이 발현되지 않고 있다.

남자와 여자 중 누가 더 머리가 좋을까?

풍자가들은 여자들이 머리가 나쁘다고 하면서 여러 가지 풍자를 한다. 그리고 러시아 속담 중에는 〈아낙네의 머리는 길지만 아낙네의 지능은 짧다〉라는 것도 있다. 실제로 그럴까?

이처럼 민감한 질문에 답하기 위해서는 무엇보다 먼저 여자들의 뇌가 남자들의 뇌와 다른지, 다르다면 어떻게 다른지 알아야 할 것이다.

각종 자료를 살펴보면 여자의 뇌가 남자의 뇌보다 좀 더 무겁다고 한다. 하지만 앞에서 이미 설명했듯이 인간의 지적 능력은 뇌의 크기와는 상관이 없다. 많은 천재들이 뇌 크기와 상관 없이 뛰어난 능력을 발휘하고 있다는 것은 보통 사람도 그런 뇌를 가질 수 있다는 것을 의미한다.

여자의 경우 뇌에서 이루어지는 감정활동이 남자의 경우보다 더 활발하고 주위 환경으로부터 오는 신호에 훨씬 더 적극적으로 반응한다. 그리고 변화된 환경에 훨씬 더 잘 적응한다. 여자들이 가진 특성 중 하나는 본능적으로 사고하는 것이다. 그래서 예언가나 점성가 대부분이 여자들인 것이다. 그리고 여자는 남자보다 더 빨리 외국어를 배우고 새로운 환경에도 더 잘 적응한다. 반대로 남자는 수학적 사고와 논리적 종합에서 여자보다 뛰어나다.

여자를 싫어하는 사람들은 흔히 "천재 중에는 여자가 없다"고 주장한다. 하지만 과학 분야만 보더라도 마리 퀴리가 두 번이나 노벨상을 받았다(화학과 물리학 분야에서). 그리고 체스 경기에서 수많은 남자들을 물리치고 승자가 된 논나 가프린다쉬빌리가 있고 정계에서 여성의 힘을 보여주는 인물들도 있다(마가렛 대처, 골다 메이어, 콘돌리사 라이스 같은 〈철의 여인들〉).

실제로 인간 사회의 발전 과정에서 여자의 역할(어머니, 가정의 수호자)은 남자의 역할과는 전혀 달랐다. 하지만 생리학적 측면에서 남자와 여자 중 누가 더 머리가 좋은가라는 질문에 대해서는 한 마디로 답할 수가 없다. 남자의 뇌는 그 나름대로의 장점을 지니고 여자의 뇌 또한 그 나름대로의 장점을 지니기 때문이다. 결론은 〈혼자도 좋지만 둘이면 더욱 좋다〉이다.

독자 여러분은 인간의 뇌 구조와 뇌의 가능성 그리고 뇌가 어떻게 작동하는지에 대해 모든 것이 밝혀졌다고 생각해서는 안 된다. 반대로 인간의 뇌는 엄청난 비밀과 엄청난 가능성을 가진 창조물이다.

우리의 뇌는 어떻게 말초신경에서 오는 신호를 해석하는 것일까? 사고(思考)는 어떻게 이루어지는 것일까? 결과를 받아들이는 과정은 어떻게 이루어지는 것일까? 왜 어떤 사람은 문제를 논리적으로(이러한 논리는 컴퓨터에 접목된다) 해결하고 어떤 사람은 본능적으로 해결할까? 질문들이 이어진다.

실제로 뇌의 기능은 생리학에서 가장 어려운 연구 분야다. 생리학 분야에서 100명에 가까운 사람들이 노벨상을 받았지만 그중 뇌 연구로 상을 받은 사람은 한 명에 불과하다(그것도 이미 50년 전의 일이다).

하지만 수많은 〈뇌 학자들〉이 우리의 작지만 큰 세계를 풀어내려고 계속 노력하고 있다. 새로운 사실이 밝혀지고 새로운 학설이 등장함에 따라 뇌의 비밀이 드러나고 아직 펼쳐지지 않은 가능성이 드러나게 될 것이다.

Chapter

06

우리의 인생은 짧은가
아니면 긴가?

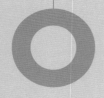

선진국에서 사람들은 얼마나 오래 살까? 건강한 50대의 남자를 힘 없는 노인이라고 할 수 있을까? 그렇지 않다. 그는 자신의 삶의 정점에 놓여 있다. 심지어 80세의 운동 선수가 마라톤에 참여하기도 한다. 오늘날에는 65세부터 노화 현상이 나타나고 늦게는 80세부터 나타나는 경우도 있다.

그럼에도 불구하고 현실은 현실이다. 오거니즘은 어쩔 수 없이 늙어간다. 어떻게 그 속도를 늦춰서 생명을 연장할 수 있을까?

이 질문에 대한 첫 번째 답은 장수하는 사람에게 배우라는 것이다. 그렇다면 장수하는 사람이 다른 사람들과 어떻게 다른지 알아보도록 하자.

장수하는 사람은 어떤 사람일까?

성경에 나오는 사람들 중에는 아주 오래 사는 사람들이 많다. 대홍수로부터 인류를 구원해야 했던 노아는 950년을 살았다. 하지만 므두셀라는 노아의 장수를 비웃으며 969년을 살았다.

오늘날에도 장수자(長壽者)들에 관한 신화가 이어지고 있다. 어떤 사람은 티베트의 라마들이 300~400년을 산다고 말한다. 그리고 전 세계를 돌아다니며 120~130세가 된 사람들을 무수히 만났다고 하는 폴 브래그는 터키의 한 짐꾼 이야기를 한다. 이 짐꾼은 154세의 나이에도 불구하고 육체적인 힘과 정신적인 능력에서 젊은 사람에게 뒤지지 않았다. 그들이 이렇게 오래, 그것도 건강하게 살 수 있는 이유는 그들의 식생활에서 찾아야 한다. 터키의 짐꾼은 흰 빵을 먹지 않았고 햇빛에 몸이 검게 그을렸다고 한다. 안타까운 것은 이 사람들의 생년월일이 정확하게 기록되지 않았다는 것이다(교회의 기록에 따르면 207세에 세상을 떠난 영국인도 있었다고 한다!).

현재까지 가장 오래 산 사람은 아제르바이잔의 시랄리 무슬리모바이다. 보도에 의하면 그는 168세까지 살았다고 한다. 하지만 이 책이 쓰여질 당시에 공식적으로 기네스북에 등록된 최장수자는 120년 237일을 살다가 간 시게치오 이주미였다(일본인으로 1986년에 세상을 떠났다).

　러시아와 우크라이나 그리고 조지아의 장수자들을 대상으로 노인의학gerontology(노년기에 나타나는 질병과 건강의 모든 측면을 과학적으로 연구하는 의학의 한 분야)을 연구하는 학자들이 있다. 하지만 그들은 장수의 비밀을 밝혀내지 못했다. 어떤 사람들은 채식만 했다고 하고 어떤 사람들은 고기도 먹었다고 한다. 어떤 사람은 술을 마시지 않았다고 하고 어떤 사람들은 매일 와인을 마셨다고 한다. 대부분의 장수자들이 여러 명의 아내와 많은 자식을 가졌지만 몇몇은 독신생활을 주장하기도 했다. 그리고 장수 마을은 카프카즈나 히말라야 같은 산악지대뿐만 아니라 시베리아 평원, 러시아 중부 같은 평지에도 있었다.

　하지만 장수자들에게는 공통점이 있었다. 모두가 활발하게 활동했고, 육체적으로나 정신적으로 건강했으며, 긍정적이고 낙천적이었다. 그들은 스트레스와 전염병에 강했고 대부분 어렸을 때부터 일을 시작했으며 단 한 번도 직업을 바꾼 적이 없었다.

<병에 대한 집착>이 위험한 이유

자신의 가벼운 병에 대해 계속 이야기하는 사람들이 있다. 그들은

〈병에 대한 집착〉을 하게 되고 의사에게 가는 대신 각종 치료사를 찾아가 무익한 치료를 받는다. 때로는 스스로 병을 고친답시고 실수를 범하기도 한다. 여기서 중요한 역할을 하는 것은 지인들이 해주는 놀라운 이야기도 아니고 각종 의학 서적도 아니다. 의학 서적에 몰두했던 마크 트웨인은 세상 모든 병의 징후를 자기 자신에게서 발견했다.

병에 집착하는 것은 위험한 일이다. 그것은 우리의 오거니즘이 병과 싸우는 데 오히려 방해가 된다.

노인이나 환자에게 〈좋지 않은 날〉을 알려주는 것은 절대 도움이 되지 않는다. 가령 기압이 변하면 "약을 먹고 집에 있으세요. 사람들과 만나지 마세요"라는 말을 노인들에게 한다. 실제로 기후 변화에 적응하는 사람도 있지만 그렇지 않은 사람도 있다. 그리고 그렇지 않은 사람은 〈텔레비전에서 보도를 했으니〉 약을 먹고 집에 있어야 한다고 생각한다. 하지만 이것은 단순하게 경고의 수위를 높이는 것 외에는 아무 역할도 하지 못한다.

건강한 정신을 어떻게 보존할 수 있을까?

지금까지 우리가 그린 우울한 그림에 약간의 빛을 줄 수 있는 시간이 온 것 같다.

위에서 언급한 〈뇌의 불행〉에도 불구하고 나이 든 사람들의 지적 활동 자체(사고하는 능력, 즉 건강한 정신)는 위에서 언급한 것들의 영향을 크게 받지 않는다. 그리고 70세가 넘은 사람이라고 해도 젊은 사람들 못지 않은 지능을 가지고 있다. 빠르게 대응하지는 못해도 대신 폭넓은 경험을 사용할 수 있다.

작가들과 화가들 그리고 아티스트들은 적지 않은 나이에 명성을 떨친다. 인간의 활동 중 가장 지적인 것이 과학 분야의 활동인데 과학 분야에서도 마찬가지로 나이가 어느 정도 들어서야 그 결과물을 만들어낸다. 예를 들어 수학을 하려면 뉴런들 간의 복잡한 연결이 이루어져야 하고 이것은 젊은 사람이나 할 수 있는 일이다. 하지만 인문학과 자연과학에서는 정보의 축적이 중요하다. 이 분야에서 명성을 떨친 사람들은 대부분 오랜 기간 창작과 연구의 길을 걸은 사람들이다.

한때 '러시아에서 아카데미 회원이 되려면 55세 미만이어야 한다'는 규정이 있었다. 하지만 이러한 오류는 오래 가지 않았고 젊지 않은 연구자들이 학계의 주요한 자리를 맡게 되었다. 몇몇 학자는 80세를 넘긴 후에 보다 더 생산적으로 활동한다. 심장 수술의 대가인 표도르 우글로프 박사는 99세가 될 때까지 수술을 집도했다! 따라서 나이 든 사람들도 희망을 가져야 한다.

나이든 사람들이 행방불명이 되는 경우는 대부분 알츠하이머병 때문이다. 이 병은 인간이 생명을 연장하면서 받은 가장 값비싼 대가이다. 이 병은 주로 65세 이상의 사람들에게 나타나는데 가장 잘 알려진 예가 지금은 고인이 된 전 미국 대통령 로널드 레이건이다.

알츠하이머병에 걸리는 이유는 특별한 단백질이 뇌 섬유에 쌓여 신경 세포들 간의 소통을 막기 때문이다. 가장 전형적인 증상은 상황 판단 능력을 잃는 것이다. 알츠하이머병 환자는 자신이 어디에 사는지 알지 못하고 가족들을 알아보지도 못한다.

현재까지 이 병을 고칠 수 있는 방법은 없다. 하지만 알츠하이머병의 발병 시기를 늦추고 진행 속도를 더디게 만들 수는 있다. 어떻게 해야 할까? 평생 똑똑한 정신으로 살 수 있는 방법을 사용하면 된다.

학력이 높고 활동적인 많은 사람들의 경우 알츠하이머병에 걸릴 확률이 낮다는 것이 입증되었다. 알츠하이머병을 비롯하여 뇌의 노화와 관계된 질병과 싸우기 위한 최선의 방법은 지적 활동을 하는 것이다. 나이 든 사람들의 뇌에 가장 치명적인 것은 새로운 정보가 없는 것이다. 모든 것에 대한 관심을 잃어버리는 것은 곧 인생의 끝을 의미한다.

오직 지적인 활동만이 뉴런들의 관계를 보존하고 그것들을 활동하게 만든다. 이러한 목적을 이루기 위한 방법으로 크로스워드와 체

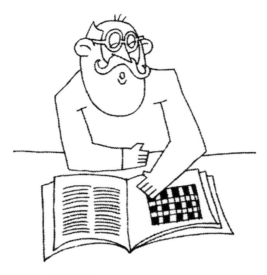

그림 6.1. **기억력 및 지력 향상 훈련은 특히 나이 든 사람들에게 유용하다**

나이 든 사람들은 수수께끼 풀기, 크로스워드, 체스, 외국어 학습 등 머리를 많이 쓰는 일을 하는 것이 좋다.

스(그림 6.1.), 외국어 학습 그리고 새로운 직업을 갖는 것 등이 있다.

나이 든 사람들은 책을 많이 읽고 기억하는 훈련을 하는 것이 좋다. 예를 들어 나이가 들면 지인들의 이름을 기억하기 힘든 경우가 많다. 이러한 불행을 극복하기 위해서는 새로운 사람과 인사를 할 때 최대한 집중을 하고 그와 헤어진 후에는 천천히 그의 이름을 되뇌는 것이 좋다. 이런 방법으로 새로운 단어들을 기억하는 것이다.

지적 활동과 육체적 활동(근육을 기쁘게 하는 활동)을 결합하는 것

도 아주 유익하다. 특히 육체적 활동을 하면 대사활동이 신경세포의
활동을 북돋우는 역할을 한다.

뇌경색이나 심근경색이 있는데
달리기를 해도 될까?

"이제 휴식을 취할 때라니? 휴식을 취하다가 죽으란 말인가?"

러시아의 유명한 인형극 연출가인 세르게이 오브라즈초프가 말
했다.

많은 사람들은 휴식이라고 하면 아무 일도 하지 않고 소파나 벤치
에 앉아있는 것을 생각한다. 하지만 사실은 그렇지 않다. 나이 든 사
람들이 운명적인 실수를 하는 것이 바로 육체적 활동을 하지 않고 적
게 움직인다는 것이다.

정년퇴직을 해야 하는 나이가 되면 자신의 몸을 돌볼 시간이 많아
진다. 그리고 나이 든 사람에게 규칙적인 운동은 아주 중요하다. 나
이 든 사람의 운동 능력은 오거니즘이 늙어감에 따라 적어지는 경우
도 있지만 세월의 흐름과 함께 움직임이 적어져서 그런 경우도 있다.

캐나다 학자들의 연구에 따르면 움직임이 적은 생활을 하는 노인

들은 육체적 운동을 하는 노인들보다 혈중 콜레스테롤, 즉 혈액 속의 〈나쁜〉 콜레스테롤의 양이 훨씬 많다고 한다. 규칙적으로 운동을 하면 움직이는 기능을 가진 기관들의 노화를 약 10 ~ 20년 정도 늦출 수 있다.

인생 후반기에는 이미 만들어진 몸을 유지하는 데 힘을 써야지 새로운 결과를 만들려고 애써서는 안 된다. 나이가 들면서 여러분의 나이에 맞는, 무리 없이 할 수 있는 운동을 해야 한다. 아침에 일어나서 숨을 깊이 들이마시고 내쉬면서 천천히 몸을 구부리고, 머리를 돌려주고 어깨를 돌려주는 것이 좋다. 이런 운동은 나이 든 사람들이 자주 겪게 되는 〈뇌에 대한 혈액 공급 부족〉 현상을 해결해 준다.

백발의 노인이 아침 일찍 일어나 공원에서 운동하는 것을 보고

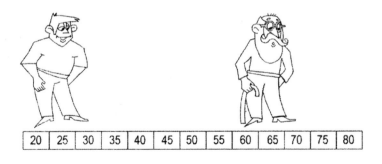

그림 6.2. **오거니즘의 리저브를 잘 활용하면 노화를 늦출 수 있다**

육체적 활동과 정신적 활동은 이미 고갈된 리저브를 회복시킨다. 나이에 상관없이 말이다.

많은 사람들이 비웃는 경우가 있다. "저 나이에 왜 저래?"라고 말이다. 하지만 다시 한 번 강조하겠다. 역동적으로 걷는 것(사실은 달리기가 더 낫다)이야말로 건강한 몸을 유지할 수 있는 가장 효과적인 방법이다. (그림 6.2.)

걷기는 대부분의 사람이 할 수 있는 운동이다. 하지만 달리기는 어떨까? 큰 문제가 없다면 달리기도 그만둘 이유가 없다. 하지만 자신의 몸 상태와 맥박을 반드시 체크해야 한다(제 1장을 보라). 맥박이 1분에 160회 이상 뛰거나 가슴이 아파 오면 운동을 중단해야 한다.

달리기가 노인에게 좋은 이유는 무엇일까?

사람이 달리게 되면 동맥의 혈액순환이 빨라지고 혈관에 탄력이 생긴다. 동맥경화를 예방할 수 있는 것이다. 또한 달리기(걷기도 마찬가지다)는 다리의 혈액순환 장애를 예방하는 데에도 아주 큰 효과가 있다(다리에 혈액순환 장애가 있으면 다리를 절단해야 할 수도 있다). 그러므로 달리기는 각종 경색infarction을 예방하는 방법이라고 할 수 있다. 아울러 몇몇 의사들은 심근경색(心筋梗塞)myocardial infarction을 경험한 사람에게도 가벼운 달리기를 권한다. 그렇게 하면 심장 근육으로 가는 혈액의 공급이 빠른 시간 내에 원활해지기 때문이다.

달리기는 기관지 천식bronchial asthma, 전립선 아데도마prostate adenoma, 내분비선 장애 등 수많은 병을 예방하는 방법들 중 하나다.

끝으로, 달리기는 뇌 활동에 직접적인 영향을 미친다. 연구결과에 따르면 다람쥐 쳇바퀴를 타고 규칙적으로 달리기를 한 쥐는 움직임 없이 지낸 쥐들보다 분별력이 훨씬 뛰어난 것으로 나타났다.

달리기는 나이에 상관없이 유익한 운동이다. 그리고 지금도 얼마든지 달리기를 다시 시작할 수 있다(물론 의사와 협의를 하는 것이 좋다). 얼마 전에 95세의 일본인이 TV 방송에 나왔는데 그는 65세의 나이에 달리기를 시작했고 지금은 100미터를 22.4초에 뛴다고 한다. 이것은 세계 신기록의 두 배가 조금 넘는 시간이다!

의사가 여러분에게 달리기를 하면 안 된다고 해도 크게 걱정할 것은 없다. 빠른 속도로 걷는 운동을 하면 된다. 물론 달리기만큼 효과가 있는 것은 아니지만 비슷한 효과가 있는 것은 분명하다(경사가 있는 길을 걸으면 더욱 효과적이다).

흔히들 말하기를 많이 걷는 사람이 오래 산다고 한다. 그러니까 될 수 있으면 많이 걸어라! 달릴 수 있다면 더욱 좋다.

경색(梗塞)이 오지 않게 하려면
어떻게 해야 할까?

한 연금 생활자가 자신의 70번째 생일을 맞이해서 운동을 하기로 결심했다. 그는 운동장으로 나가서 자신의 표현대로 〈마치 동물처럼〉 훈련했다. 하지만 그는 경색으로부터 벗어나려다가 오히려 경색에 가까워지고 말았다.

그렇다 적당한 것만큼 좋은 것은 없다. 육체적인 운동도 마찬가지다.

우리는 제1장에서 프로 스포츠맨들이 하는 장시간의 강도 높은 운동이 오거니즘에 나쁜 결과를 초래한다고 이야기한 바 있다. 운동 선수들의 생명이 짧다는 것은 통계학적으로 입증된 사실이다. 예를 들어 올림픽 육상 챔피언인 블라디미르 쿠츠는 48세에 세상을 떠났고 형제 육상 선수인 게오르기 즈나멘스키(형)와 사라핌 즈나멘스키(동생)는 각각 43세와 36세에 유명을 달리했다.

외과의사인 니콜라이 아모소프 박사는 스포츠광이었다. 운동이 오거니즘을 젊게 만든다고 믿었던 그는 운동을 많이 하면 할수록 좋다고 주장했다. 그러나 이 저명한 외과의사는 생의 끝자락에서 자신의 실수를 인정하지 않을 수 없었다. 그는 젊어지지도 않았고 체육활동에 대한 믿음도 지키지 못했다면서 슬퍼했다. 심장외과 분야의 명의였던 그가 노인들에게 나타나는 심장 발작 증세로 고생을 했던 것이다. 이것은 인간의 오거니즘이 과도한 육체적 운동에 대해 저항한 사례라고 할 수 있을 것이다.

그럼에도 불구하고 육체적인 운동과 트레이닝을 부정적으로 보아서는 안 된다. 그것의 유용함에는 의심의 여지가 없다. 아모소프 박사의 경우는 단지 지나친 운동이 좋지 않다는 것을 말해줄 뿐이다. 나이가 들거나 병이 들었을 때 하는 운동은 의사와 상의한 후에 하는 것이 바람직하다. (그림 6.3.)

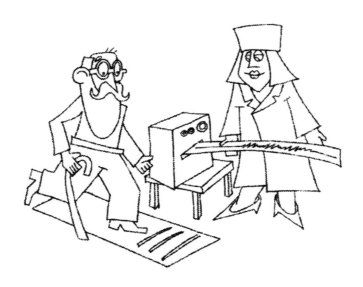

그림 6.3. 〈경색으로 가느냐〉 아니면 〈경색을 피하느냐〉?

나이든 사람이 육체적인 운동(예를 들어 달리기)을 할 때는 항상 조절을 해야 하고 의사의 의견을 따라야 한다.

얼마나 자야 할까?
코를 고는 것은 위험할까?

조로(早老)의 원인 중 하나가 지나친 긴장과 강한 스트레스다. 비즈니스맨들이 다른 사람들보다 빨리 늙는 이유도 여기에 있다. 우리는 앞 장에서 〈결코 흥분하지 말아라〉라고 이야기하지 않을 뿐만 아니라 그렇게 되는 것도 불가능하다고 말했다. 그러므로 정신과 육체를 완전하게 풀어주는 릴랙스를 할 줄 아는 능력이 매우 중요하다. 릴랙스 할 수 있는 방법, 특히 스스로 할 수 있는 방법이 여러 가지 있는데 중요한 것은 릴랙스를 많이 해주는 사람이 새로운 것을 훨씬 더 잘 기억하는 것으로 나타났다는 것이다.

스스로 릴랙스 할 수 있는 방법 중 하나가 잠이다. 잠을 자면 뇌가 휴식을 취한다 그리고 하루 동안 외부로부터 들어온 정보를 정리한다. 이것은 꿈을 꾸는 순간, 즉 역설수면rapid eye movement/REM을 할 때 이루어진다. 잠을 제대로 자지 않으면 해롭다. 특히 나이든 사람에게는 더더욱 해롭다. 왜냐하면 가장 큰 효과가 있는 숙면 시간이 점점 줄어들기 때문이다. 잠이 부족하면 기억력이 감퇴하고, 고혈압이 생기는 등 기분 나쁜 현상들이 나타나기 시작한다.

장수하는 사람들은 잠을 충분히 잔다. 그리고 장수하는 사람들의 경우 숙면하는 시간이 길다. 이런 잠이야 말로 스트레스를 풀어 주는 잠이다. 깊게 잠을 자는 사람은 늙지 않는다고 한다. 최근의 한 조사 결과에 따르면 선진국에서는 보통 여덟 시간 반에서 일곱 시간 정도 잠을 잔다고 한다. 선진국 사람들이 장수하는 것이 그 때문인지는 약간 의문이다.

건강하게 잠을 자는 방법은 익히 잘 알고 있는 방법이다. 잠 자기 3~4시간 전에 저녁을 먹고, 잠자기 전에 산책을 하고, 침실은 서늘하게 유지한다.

얼마나 자야 할까? 필요한 만큼 자야 한다. 일반적으로 나이가 들면 잠자는 시간이 적어진다. 그러므로 얼마나 자야 하는지에 대해 이야기할 필요가 없다. 어떤 사람들은 낮잠을 자기도 한다. 예를 들어 도쿄에서는 〈휴게방〉의 인기가 높은데 원할 경우 한두 시간 편하게 잘 수 있다고 한다. 이런 식으로 밤잠에 낮잠을 더하는 것은 단순한 습관에 불과하다.

어떤 사람은 잠을 자면서 코를 고는데 나이가 들수록 그 정도가 점점 심해진다. 코를 고는 것은 인후부의 근육층이 약해져서 숨을 들이쉬고 내쉬기가 어려워지기 때문이다. 코를 골면 무엇보다 옆에서 자는 사람을 괴롭히게 된다. 이러한 이야기가 있다. 휴양소에 온 노인이 독방을 줄 것을 요청했다. 그가 "저는 코를 심하게 골아요!"라고 말했고 관리인은 "괜찮아요. 그렇다면 이바노프씨와 함께 방을 쓰세요. 그 사람 코 고는 소리는 정말 아무도 못 말려요"라고 관리인이 말했다.

하지만 잠자는 사람의 코 고는 소리가 갑자기 들리지 않게 되면 그것은 곧 숨을 일시적으로 쉬지 않는다는 것을 의미한다. 물론 이럴 경우 같이 자는 사람은 좋다. 하지만 한편으로 그것은 아주 위험한 신호다. 이렇게 숨이 멈추는 것은 나이가 들면서 뇌에 있는 호흡 센터의 활동력이 약해지기 때문이다. 이때 코를 고는 사람은 자신이 코를 고는지 아니면 숨을 멈추고 있는지 잘 모른다. 다만 그는 잠을 제대로 못 잤다고 푸념을 할 뿐이다.

하지만 이렇게 숨을 멈추는 행동이 오래(10초 이상) 그리고 자주(1시간에 10회 이상) 반복되면 어느 날 갑자기 잠에서 깨어나지 못할 수도 있다. 그러므로 코 고는 것을 가볍게 보아 넘겨서는 안 된다. 게다가 코 고는 것을 막는 효과적인 방법도 아직까지는 없다(수술하는 방법이 있지만 이것은 최후의 방법이다). 원칙적으로 코를 고는 것은 병이 아니다. 하지만 그것은 병에 대한 경고다. 그러므로 의사는 환자의 호흡이 일정하지 않은 이유가 무엇인지 밝혀야 한다(예를 들어 코를 고는 것은 심장이나 혈관 계통의 문제와 관련이 있다). 끝으로 위험할 정도로 코를 고는 사람의 97%가 살이 많이 찐 나이든 남자들이라는 점을 기억하도록 하자.

성생활이 해로운 것일까?

침실에 관한 이야기를 시작했으니 성생활에 대해 침묵하고 넘어갈 수는 없을 것이다. 흔히 유머의 소재로 가장 많이 쓰이는 것이 성생활이 끝났다고 할 수 있는 노인들의 성생활이다.

하지만 최근에 많은 의사들은 나이가 들어서 하는 성생활이 그렇게 위험하지 않으며 오히려 호르몬의 생산과 오거니즘의 건강에 도움을 준다고 주장한다. 잘 알려진 아드레날린adrenalin과 코티솔cortisol이라는 부신피질 호르몬adrenal gland은 특별한 역할을 한다. 이들은 대사활동을 급격히 촉진시키고 오거니즘의 에너지 리저브를 활성화시킨다.

게다가 성생활을 하는 동안 수백 칼로리의 에너지가 소비된다. 그러므로 어떤 전문가들은 섹스가 살을 빼는 가장 좋은 방법 중 하나이고 동시에 혈중 콜레스테롤의 양을 줄이는 가장 좋은 방법 중 하나라고 말한다.

성생활은 심장과 혈관, 신경계에도 좋은 영향을 주는 것으로 알려져 있다. 섹스는 심장 쪽으로 가는 관상동맥의 혈액 순환을 원활히 하여 심근경색을 막아준다. 뇌로의 혈액 공급을 활성화하기 때문에 나이든 사람에게도 전혀 해롭지 않다. 게다가 성에 대해 만족을 느끼는 사람들, 특히 여자들은 우울증에 걸릴 확률도 낮다.

하지만 이런 장점에도 불구하고 성생활이 단거리 달리기를 하는 것처럼 힘든 일이라는 점을 기억해야 한다. 성생활이 유익할지 해로울지는 오거니즘의 상태에 달려 있다. 특히 심혈관계의 상태가 어떠냐에 따라 달라진다. 그러므로 달리기를 해도 되는 사람에게는 성생활도 해롭지 않다고 말할 수 있다.

↓

나이 든 사람은 어떻게 다이어트를 해야 할까?

↓

인생 후반기의 영양 공급에 대해 무엇을 이야기할 수 있을까?

무엇보다 몸무게가 늘지 않도록 하는 것이 중요하다는 것을 명심하자. 나이든 사람의 건강을 체크하는 방법 중의 하나가 몸무게가 늘지 않도록 주의하는 것이다.

"뚱뚱해진다는 것은 나이가 든다는 것을 의미한다"라는 말이 있다. 그러므로 몸무게를 유지하는 것이 매우 중요하다. 몸무게가 많이 나가게 되면 다른 사람보다 일찍 죽을 확률이 4배 높아진다.

제4장에서 이야기한 대로 자신의 힘을 유지하는 데 필요한 정량

의 균형 있는 식사를 해야 한다. 그리고 나이가 들면 칼로리를 낮추는 식사를 해야 한다. 나이가 들면서 대사작용이 약해지므로 오거니즘의 에너지 사용량이 적어지기 때문이다. 만약 육체적으로 힘든 일을 하지 않는다면 1,500kcal를 넘기지 않는 것이 좋다. 만약 육체적으로 힘든 일(예를 들어 농사)을 한다고 하더라도 2,000kcal를 넘기지 말아야 한다.

어떤 사람들은 나이가 들면서 식욕을 제어하는 시스템이 망가져 엄청난 양의 음식을 먹는 경우가 있다. 이와 같은 과식증bulimia을 극복하기 위해서는 〈철저한 계획에 따른 식사〉를 해야 한다.

우리가 이미 이야기했듯이 음식의 섭취를 조절하는 중요한 요소는 〈배고픔〉과 〈배부름〉의 느낌이다. 하지만 배부름의 느낌은 식사를 하고 20～30분이 지난 후에, 즉 위에 음식이 가득 찼을 때가 아니라 영양분이 혈액으로 들어가기 시작할 때 나타난다. 그러므로 조금 더 먹고 싶다고 느낄 때 수저를 놓는 것이 좋다.

식사 메뉴는 야채나 과일 또는 생식이 주를 이루는 것이 좋다. 나이가 들면서 장의 근육체계가 약해져 변비가 생기기 쉬운데, 그러한 메뉴가 변비에 많은 도움이 되기 때문이다. 게다가 야채와 나물에는 많은 비타민이 들어 있고(예를 들어 산화 방지제antioxidant인 비타민 E와 C가 많다. 산화방지제는 노화의 원인이 되는 유리기(遊離基)가 섬유질에 쌓이는 것을 막아준다), 골다공증을 막아주는 칼슘이 많이 들어있다(칼슘은 요구르트 등 유제품에 많이 들어있다).

노화 현상에 대해 한 가지 더 이야기할 것이 있다. 나이가 들면 피부가 거칠어지는데 이것은 단백질 분자가 천천히 수분을 잃어가기 때문이다. 그래서 사람들은 물을 많이 마시려고 하는데 물론 수분이 부족해지면 변비가 생기거나 담석이 생기지만 사실 물을 많이 마시면 심혈관계에 무리를 주게 된다. 물론 더울 때와 육체적인 노동을 많이 했을 때는 물을 더 많이 마셔야 한다.

와인이 생명을 연장시켜줄까?

이 문제에 대해 완전하게 동의하는 전문가들은 없다. 많은 심장학 전문가들은 알코올이 혈관을 넓혀준다고 이야기한다. 적포도주를 조금(80~100ml/하루)씩 마시는 것은 심근 경색의 확률을 낮추고 생명을 연장시킨다. 하지만 알코올의 효능에 대한 정확한 보고는 아직 없다.

하지만 알코올을 남용함으로써 생기는 불행한 일에 대해서는 언급할 필요도 없을 것이다. 그것은 흡연을 하는 것과 같다. 한 러시아 학자의 연구에 의하면 흡연은 평균 수명을 9년 줄이지만 알코올은

27년을 줄이는 것으로 나타났다. 그리고 러시아인은 일년에 평균 7리터의 알코올을 섭취하는 것으로 나타났다. 또 다른 연구에 따르면 인간에게 무해한 보드카 섭취량은 하루에 30ml(보드카의 알코올 함유량은 40%이므로 하루 알코올 섭취량은 12ml이다)이고 결과적으로 1년에 약 4리터의 알코올 섭취는 무해하다고 볼 수 있다. 그리고 한가지 이야기하고 싶은 것은 매년 러시아에서만 약 3만 명이 알코올로 인해 사망한다는 것이다.

영원한 삶이 있을까?

이 어려운 질문에 답하기 전에 우리의 과거를 잠깐 돌아보자. 우리는 초인적으로 오래 사는 사람들에 대한 신화를 살펴보았다. 이것은 인간의 염원을 나타낸 공상의 결과물임에 틀림없다. 하지만 선사시대에 살았던 인간의 신체 상태는 현재를 살고 있는 우리의 신체 상태보다 훨씬 좋지 못했다. 그리고 그렇게 먼 과거로 거슬러 올라가지 않더라도 우리 조상들의 신체 조건은 우리의 신체 조건보다 좋지 못했다. 예를 들어 중세의 병사들은 150 ~ 160cm의 키에 맞춰진 갑옷을 입었다(직접 박물관에 가서 확인해 보면 알 것이다). 최근에는 신체의 변화 속도가 더욱 빨라졌다. 오늘날 젊은 사람들의 키가 부모들의 키보다 훨씬 큰 것을 보면 알 수 있는데 예를 들어 독일 사람들의 키가 지난 10년 동안 10cm이상 커졌다고 한다. 그리고 중국인 장 준카이 같은 거인들이 더 많아졌다.

미래에 우리를 기다리고 있는 것은 무엇일까?

인간 개개인의 자연수명은 유전자에 기록되어 있다. 이것은 일란성 쌍둥이들을 보면 잘 알 수 있다. 일란성 쌍둥이들은 거의 비슷한 날에 비슷한 병으로 죽는다. 심지어 인간이 얼마나 오래 살고 또 어떤 이유로 죽게 되는지 유전자에 모두 기록되어 있다는 이론도 있다. 프로그램화된 세포의 죽음(programmed cell death), 즉 세포의 '자살 메커니즘' 이론을 처음으로 제기하고 이를 이론적으로 규명한 세 명의 학자(S. 브레너, H. 로버트 호비츠 그리고 존 E. 설스턴)는 노벨상을 받았다.

자연의 법칙은 인간이 아기를 낳고 키우면서 자신의 아이를 교육시킬 수 있을 만큼의 수명을 허락한다. 이러한 이유로 여자가 남자보다 조금 더 오래 사는 것이다. 100년 이상을 사는 사람들 중에 여자가 남자보다 다섯 배 더 많은 것도 아마 같은 이유에서일 것이다.

인간이 생물학적 수명을 끝까지 살지 못하는 데에는 여러 가지 이유가 있는데 앞에서 우리는 그것을 극복할 수 있는 방법들 중 여러분이 실제로 할 수 있는 방법들에 대해 이야기하려고 노력했다.

선진국의 경우 인간의 수명은 80세에 이르고 있다. 앞으로 인간의 수명은 얼마나 더 늘어날까?

19세기에 한 프랑스 정치가에게 "20세기에 파리에서 가장 많이 보게 되는 것이 무엇일까요?" 라고 물었더니 그는 조금의 망설임도 없이 "마차들이요!" 라고 대답했다고 한다. 그는 당시에 거리를 가득 메운 마차들 사이를 지나가는 자동차가 프랑스 수도의 거리를 가득 메우게 되리라고는 전혀 상상하지 못했을 것이다.

얼마 전에 서유럽과 미국 그리고 오스트리아 사람들의 평균 수명이 남자는 75세, 여자는 82세에 달했다는 보도가 있었다(전체 평균은 약 79~80세에 달했다고 한다). 재미있는 사실은 최소국가로 꼽히는 세 나라 사람들의 수명이 가장 길다는 것이다. 안도라는 83.5세, 마카오는 81.9세 산마리노는 81.4세이다. 이보다 수명이 조금 더 짧은 나라가 일본으로 80.9세이다. 그리고 일본의 경우 최근 40년 동안 100세 이상인 사람들의 수가 20배 이상 늘었다고 한다.

전문가들은 앞으로 인간의 수명이 계속 늘어날 것이라고 말한다. 하지만 그 속도는 인간이 자신의 자연수명에 가까워지면서 점점 느려질 것이고 그 범위는 80~100세가 될 것이다(실제로 일부 학자들은 인간 수명의 한계를 115세로 본다). 장수 기록을 세우는 사람들은 몇몇 특별한 사람들뿐이다.

약 100년 전에는 전쟁, 전염병, 천재지변과 사고 등 노화와는 무

관한 이유로 인간의 80%가 죽었다. 하지만 오늘날 그런 이유로 죽는 사람들의 비율은 15%에 불과하다. 대부분의 사람들이 자신의 유전자에 기록되어 있는 자신의 수명을 다 살고 있는 것이다. 그리고 노화의 과정은 인류학자의 연구결과가 보여주듯이 100년 사이에 변한 것이 하나도 없다. 인류의 역사 전체를 보더라도 변한 것이 거의 없을 것이다.

그렇다면 운명적인 자연수명의 벽을 넘어설 방법이 있을까? 이론적으로는 가능하다. 그리고 학자들은 이러한 목표를 달성하기 위해 다방면에서 노력하고 있다.

살아있는 세포의 분열을 연구하는 과정에서 유전자 정보가 담겨 있는 염색체가 점점 짧아진다는 사실이 밝혀졌고, 그 과정을 조절하는 유전자인 텔로머라아제Telomerase로 세포의 생명을 연장시키는 실험이 진행되고 있다.

연구자들은 과산화 라디칼이 미토콘드리아(세포의 에너지원)로 스며드는 것이 세포의 노화와 죽음에 중요한 역할을 한다는 사실에 주목하고 있다. 분자 생물학자 블라디미르 스쿠랄체프는 이러한 현상을 막는 산화방지제로 인간의 수명을 열 배, 즉 800살까지 연장시킬 수 있다고 장담한다! 〈불로장생의 약〉이 나온다는 것이다!

하지만 정확하게 말한다면 우리의 장기와 기관들에는 〈여분의 힘〉과 〈사용 기간〉이 적혀있다. 바로 그렇게 규정되어 있는 〈여분의 힘〉

과 〈사용 기간〉을 조절하는 기술을 배워야만 인간의 수명을 마음대로 늘일 수 있을 것이다. 유전공학의 도움으로 아주 먼 미래에는 모든 병으로부터 자유로운 이상적인 인간도 만들어낼 것이다.

하지만 이런 질문도 한 번 생각해보자.

인간에게 영원한 삶이 필요할까?

중세까지만 해도 영원한 삶은 신이 내린 가장 무서운 형벌이라고 생각했다.

사회 발전에 도움이 되지 않는 영원한 삶을 살아가는 사람의 수가 늘어난다면 사회는 어떻게 될까? 그리고 우리의 뇌가 엄청난 가능성을 지니지만 결국에는 한계를 드러내게 된다는 사실도 알아야 한다.

만약 영원히 살 수 있는 이상적인 사람에게, 〈필요하지 않은 정보를 저장하지 않을 수 있는 능력〉이 있고 또 그에게 새로운 것을 계속 받아들일 수 있는, 늙지 않는 뇌를 제공할 수 있다면 어떻게 될까?

회의론(懷疑論)자들은 그것이 공상에 지나지 않는다고 말할 것이다.

우리는 그러한 회의론자들의 의견에 반대한다. 언젠가 생물학자 티모페예프-레소프스키가 강의 도중에 "무엇 때문에 인간이 우주로 날아갈 필요가 있는 거죠?"라는 질문을 받은 적이 있다(이 일은 유리 가가린이 우주로 날아가기 전에 있었던 일이다). 그러자 그 노학자는 "만약 인간이 우주로 날아갈 수 있다면 날아가야지!"라고 대답했다. 그리고 인간은 우주로 날아갔다. 그러므로 우리는 인간의 지식 또는 인류의 미래에 어떤 한계가 있을 것이라고 미리 단정해서 이야 기하지 말도록 하자.

간단하게 정리해보자.

영원한 삶까지는 아직 멀고도 험한 길이 남아 있다. 우리가 당면한 과제는 인구 노령화의 문제다. 평균 수명의 연장으로 선진국 사회가 지나치게 노령화되어 가고 있는 것이다. 그러므로 현재 우리들에게 주어진 주된 과제는 수명을 늘리는 것 못지 않게 삶의 질을 높이는 데 있다. 선진국에서는 이러한 문제를 잘 해결하고 있다.

인생 후반기의 젊지 않은 삶은 우리 자신의 손에 달려 있다. 그러므로 우리는 육체적인 건강과 정신적인 건강을 유지하고 사회에 도움이 되기 위해 노력해야 하고 인생의 마지막 순간까지 삶 자체를 기뻐해야 한다. 그렇게 되었을 때 우리의 인생은 너무 짧지도 너무 길지도 않게 될 것이다.

물리학자이자 진정한 휴머니스트였던 표트르 카피차는 90년이라는 길다면 긴 생을 살았다. 그리고 그는 노벨상 수상 소감에서 "오래 살아야 합니다"라고 이야기할 자격이 충분히 있었다.

우리는 이 말로 우리의 책을 시작했다. 그리고 이 말로 이 책을 끝내겠다.

독자들에게 드리는
몇 가지 당부
또는 무병장수 오계명

01 활력 있는 생활이 무병장수를 보장한다.

여러분이 무슨 일을 하든 여러분에게는 규칙적인 운동이 필요하다. 근육을 움직이지 않으면 육체적, 정신적 작업의 능률이 떨어진다. 반드시 걸어야 하고 그 시간은 한 시간 이상이어야 한다. 가능하다면 일하러 갈 때와 집으로 올 때 그렇게 하라. 만약 건강이 허락한다면 약 10~15분 정도의 달리기를 병행하라. 걷기와 달리기를 위해서는 쾌적하고 지루하지 않은 길을 택하라. 그리고 그 길을 자주 바꿔라.

02 피로를 두려워하지 마라.

적당한 피로는 이미 사용된 힘을 복구하는 자연스러운 동기가 된다. 조금씩 운동량을 늘리고 그것에 대해 기록하라. 기록을 하면 여러분의 가능성에 대한 믿음이 생길 것이다. 그리고 지속적으로 근육을 사용하면(처음에는 의지를 가지고 해야 한다) 그것이 바로 하루에 필요한 운동량이 된다. 그리고 두 달 정도 지나면 여러분은 여러분의 오거니즘의 리저브가 늘어난 것을 느낄 것이다.

03 정상적이고 익숙한 식사습관을 버리지 마라.

건강한 사람에게는 다이어트가 필요 없다. 장기간의 금식은 오거니즘을 청소해주는 것이 아니라 그 반대로 해를 입히고 생명과 연관된 장기의 손상을 초래할 수 있다. 비만으로부터 벗어나기 위해서는 한번에 많은 양을 먹지 말고 자주 조금씩 먹어라. 에너지 소비량에 맞는 칼로리 섭취를 위해 노력하라. 건강을 가장 잘 나타내는 것은 몸무게가 일정하게 유지 된다는 것이다.

04 정상적인 삶을 살기 위해서는 항상(특히 나이든 사람들의 경우) 근육과 머리를 훈련시켜야 한다.

무슨 일이든 하고, 책을 많이 읽고, 두뇌를 사용하는 게임을 하고, 용기를 가지고 새로운 곳으로 여행을 떠나라.

05 의사의 조언을 따르되 자신을 〈치료사〉라고 이야기하는 사람들을 믿지 마라.

지금 앓고 있는 병은 물론이고 여러분의 머리 속에 있는 상상의 병에 관해 〈능력이 뛰어난 사람들〉과 상의하지 마라. 〈병에 대한 집착〉을 버려라. 한 러시아 작가는 "행복해지고 싶다면 행복하다고 느껴라"라고 말했다. 우리는 다음과 같이 이야기하도록 하자. "건강해지고 싶으면 건강하다고 느껴라."

인체의 한계

익스트림 라이프를 위한 우리 몸의 능력은 어디까지인가

초판 1쇄 | 2018년 8월 20일

지은이 | 이삭 브레슬라프, 류드밀라 브란체바
옮긴이 | 임 나탈리아
편 집 | 이재필
디자인 | 김남영
펴낸곳 | 도서출판 써네스트
펴낸이 | 강완구
출판등록 | 2005년 7월 13일 제 2017-000293호
주 소 | 서울시 마포구 망원로 94 2층 203호
전 화 | 02-332-9384   팩 스 | 0303-0006-9384
이메일 | sunestbooks@yahoo.co.kr
홈페이지 | www.sunest.co.kr
ISBN | 979-11-86430-76-7 (03510)   값 13,000원

이 도서의 국립중앙도서관 출판예정도서목록(CIP)은 서지정보유통지원시스템 홈페이지(http://seoji.
nl.go.kr)와 국가자료공동목록시스템(http://www.nl.go.kr/kolisnet)에서 이용하실 수 있습니다.
(CIP제어번호: CIP2018023248)